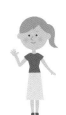
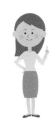
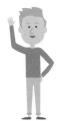
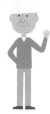
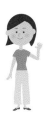

＼PT・OTが書いた／
リハビリテーション
Practical English Conversation for PT and OT
英会話

三木貴弘, 今本大地, 岡谷内美乃里 著
Jeffrey Huffman 英文監修

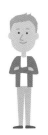
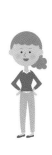
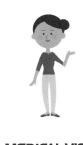
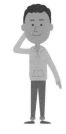
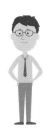

MEDICAL VIEW

Practical English Conversation for PT and OT
(ISBN978-4-7583-0965-3 C3047)
Authors : Takahiro Miki
　　　　　Daichi Imamoto
　　　　　Minori Okayauchi
English Supervisor : Jeffrey Huffman

2018.3.1 1st ed.

©MEDICAL VIEW, 2018
Printed and Bound in Japan

Medical View Co., Ltd.
2-30 Ichigayahonmuracho, Shinjuku-ku, Tokyo, 162-0845, Japan
E-mail　ed@medicalview.co.jp

はじめに

　近年，国際化の波がますます押し寄せ，人々は当たり前のように世界を行き来するようになりました。そのなかで，理学療法士や作業療法士が外国人の患者を受けもつことや，海外で勉強したり働いたりする機会も増えてきています。

　私自身，25歳のときに英語がほとんどできない状態でオーストラリアの大学に留学しました。クラスで日本人が私一人しかいない状況のなか，当然英語で授業が進んでいくのですが，最初は授業が理解できず，言いたいことが出てこないということも多く，とても苦労しました。例えば「痛かったらすぐに教えてくださいね」という日本語では自然に出てくる言葉が，英語では出てきません。そのため，技術や知識ではなく，英会話から勉強をはじめる必要がありました。そのような経験をしたことで「理学療法士や作業療法士がよく使う英語表現をまとめたら，後に続く人がどんなに助かるだろう」と考えるようになりました。その想いが本書を執筆した一番の理由です。

　本書は，臨床経験豊富な理学療法士や留学経験のある作業療法士と協力し，普段臨床で使う場面を想定した「あ，これが言いたかった！」というかゆいところに手が届くような表現を集めています。ぜひ本書をリハビリテーションに関する英会話に触れるはじめの一歩として使ってください。英語を取得すればより世界を近くに感じることができるでしょう。

　最後に，本書の出版にあたりご助言，ご尽力をいただいたメジカルビュー社編集部 高橋　学 氏に心よりお礼申し上げます。

著者を代表して
札幌円山整形外科病院 リハビリテーション科
三木貴弘

CONTENTS

挨拶

Lesson 1　初回の挨拶をしよう ································· 2

最近日本に引っ越して来たばかりの Jane さん。
右足を引きずって歩いています。一体どうしたのでしょうか？

問診

Lesson 2　痛む部位を聞いてみよう ······························ 8

Jane さんは背中が痛いようです。
タカヒロは Jane さんに背中の痛みについて聞くことにしました。

Lesson 3　痛みの種類や程度を聞いてみよう ····················· 14

Jane さんはつらい表情をしています。
どのような痛みなのか，またどの程度の痛みなのかを聞くことにしました。

Lesson 4　痛みの経過を聞いてみよう ··························· 20

タカヒロは Jane さんに痛みの経過について詳しく聞くことにしました。

肢位設定

Lesson 5　基本的な肢位を指示してみよう ······················· 26

これからタカヒロは Jane さんを評価するところです。
まずタカヒロは Jane さんが評価肢位を取れるか確認するために，
さまざまな肢位を指示することにしました。

Lesson 6　応用的な肢位を指示してみよう ······················· 32

タカヒロは Jane さんの評価を進めています。
タカヒロは Jane さんにさらに応用的な肢位をとってもらうよう指示しますが，
Jane さんは指示を理解できず苦戦している様子です。

評価

Lesson 7　バイタルサインを確認しよう　40

Jane さんの顔色がよくありません。
タカヒロは Jane さんに体調について詳しくたずねてみることにしました。

Lesson 8　自動可動域を測定してみよう　46

タカヒロは Jane さんの自動可動域を測定することにしました。タカヒロは Jane さんに関節を最大限動かしてもらうために，どう伝えたらいいでしょうか。

Lesson 9　他動可動域を測定してみよう　52

タカヒロは Jane さんの他動可動域測定を行いたいのですが，Jane さんは痛くなるのではないかと緊張している様子です。

Lesson 10　体幹の可動域を測定してみよう　58

Jane さんはどのくらい体幹を動かすことができるのでしょうか？
タカヒロは Jane さんの体幹の可動域を評価することにしました。

Lesson 11　頸部の可動域を測定してみよう　64

Jane さんは首も痛い様子です。
タカヒロは Jane さんの頸部の可動域を評価することにしました。

Lesson 12　筋力を測定してみよう　70

タカヒロは Jane さんの膝関節伸展筋力を測定することにしました。
どのように指示したら伝わるでしょうか。

Lesson 13　触覚検査をしてみよう　76

Jane さんは足の感覚に左右差を感じているようです。
タカヒロは Jane さんの触覚検査をすることにしました。

Lesson 14　バランス検査をしてみよう　82

Jane さんは歩行時のふらつきを気にしています。
タカヒロは Jane さんにバランス検査をすることにしました。

Lesson 15　歩行評価をしてみよう　88

Jane さんは歩行時のふらつきを気にしています。
タカヒロは引き続き Jane さんの歩行評価をすることにしました。

治療

Lesson 16　ホームエクササイズを指導してみよう　94

Jane さんは運動が苦手です。
タカヒロは Jane さんに運動回数や頻度もしっかり指導することにしました。

Lesson 17　RICE 処置を指導してみよう　100

Jane さんは患部が腫れて痛むようです。
タカヒロは RICE 処置を指導することにしました。

ADL

Lesson 18　移乗動作の練習をしてみよう　108

Jane さんは椅子から車椅子への移乗がまだ上手くできません。
今日はタカヒロと練習することになりました。

Lesson 19　食事の評価と指導をしてみよう　114

Jane さんは最近手に力が入りにくく，食べこぼしが増えていることを心配しています。
タカヒロは食事の評価をすることにしました。

環境調整

Lesson 20　適切な歩行補助具を選択してみよう　120

Jane さんは足に痛みがあるので，歩行補助具を使うことになりました。
タカヒロは Jane さんに合った歩行補助具を選ぶことにしました。

Lesson 21　自宅のトイレを改修してみよう　126

タカヒロは，Jane さんが自宅トイレで立ち上がることができるか，
実際に自宅に行って調査することにしました。

退院

Lesson 22　退院後の生活指導をしてみよう　132

Jane さんは無事退院することになりましたが，不安な表情をしています。
タカヒロは心配事をたずねました。

ADL 表現集 ……… 138

コラム

- 問診，予診 ……… 6
- Body parts（身体部位）……… 12
- さまざまなあいづち ……… 18
- 時間の前置詞 ……… 24
- 病院にまつわるボキャブラリー ……… 38
- 症状，症候，バイタルサイン ……… 44
- ROM －患者に flexion は伝わらない!? ……… 50
- 足 ……… 62
- 手 ……… 68
- 前置詞 ……… 74
- 歩行補助具 ……… 92
- 福祉用具 ……… 104
- 家族構成 ……… 106
- スープを飲む：drink と eat どっちが正しい？ ……… 118
- トイレってなんていうの？ ……… 130

著者

三木貴弘（札幌円山整形外科病院 リハビリテーション科）
今本大地（札幌円山整形外科病院 リハビリテーション科）
岡谷内美乃里（札幌円山整形外科病院 リハビリテーション科）

英文監修

Jeffrey Huffman（聖路加国際大学）

執筆協力

上　梓（一般社団法人 日本作業療法士協会）
仲澤一也（札幌円山整形外科病院 リハビリテーション科）
柴田寛幸（札幌円山整形外科病院 リハビリテーション科）
石田賢哉（札幌円山整形外科病院 リハビリテーション科）

音声ダウンロード方法

下記 URL にアクセスします。
http://www.medicalview.co.jp/download/ISBN978-4-7583-0965-3/index.php

QRコードを
ご活用ください。

＊QRコードは（株）デンソーウェーブの登録商標です。

- 本書の音声再生ページが表示されますので，利用規約に同意の上，ご利用ください。「音声を聴く」ボタンをクリックすると音声が再生されます。ダウンロードする場合はご利用のブラウザのヘルプをご覧ください。

- 英会話が掲載されているページにはそれぞれに音声再生用の QR コードがついています。ご利用ください。

【注】
お使いの PC・スマートフォン・タブレット端末の種類やブラウザによっては正常に再生・ダウンロードできない場合があります。

本書の解答集をご希望の方にお分けいたします（ただし，授業の教材として利用されている学生の方は除きます）。ご希望の方は必ず書面（FAX，E-mail も可）にて，氏名・勤務先・送付先住所を明記のうえ，下記へお申し込みください。

申し込み先　メジカルビュー社 編集部 医学英語書籍担当者
〒162-0845　東京都新宿区市谷本村町 2-30
FAX 0120-77-2062
E-mail ed@medicalview.co.jp

挨拶, 問診, 肢位設定

Lesson 1　挨拶

初回の挨拶をしよう

最近日本に引っ越して来たばかりのJaneさん。
右足を引きずって歩いています。一体どうしたのでしょうか？

Lesson 1の習得ポイント
☐ 自己紹介の表現
☐ 相手が困っていることを聞く表現

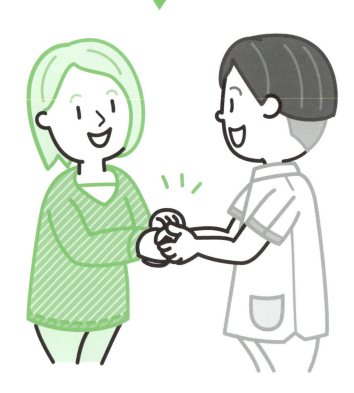

セラピストと患者の会話：英語にしてみよう

はじめまして。
私はタカヒロといいます。
私は理学療法士です。

はじめまして。

今日あなたを担当します。
私のことは「タカ」と呼んでください。
どうぞお座りください。

ありがとう。

本日はどうされましたか？

右足がとても痛くて。

それはひどそうですね。
これから詳しくお話を聞いたり検査をしてもよいでしょうか？

もちろんです。よろしくお願いします。

セラピストと患者の会話：英語で聞いてみよう

 Hello, nice to meet you.
My name is Takahiro.
I'm a physical therapist.

Hello, nice to meet you, too.

 I'll be working with you today.
Please call me Taka if you like.
Go ahead and take a seat.

Thank you so much.

 How can I help you today?

My right leg is so sore.

 That sounds terrible.
May I ask you a few questions and examine your leg?

Of course, please go ahead.

英文法と英単語：これだけは覚えておこう

① My name is...：私の名前は...です。
　自己紹介を行う際に必ずといっていいほど使う表現ですので押さえておきましょう。I'm... ともいいます。英語に正解はありませんので，自分が使いやすいほうを使いましょう。同じ表現を繰り返し使うことによってすんなりと口から出てくるようになります。

② Physical therapist (physiotherapist)：理学療法士
　作業療法士は occupational therapist，言語聴覚士は speech-language-hearing therapist といいます。

③ I'll be working with you today.：今日は私が担当します。
　I'll be working with you. を直訳すれば「私はあなたと一緒に働きます」となりますが，これはつまり「あなたを今日担当します」と意味になります。筆者が留学していたオーストラリアではよく使われていたので，このまま覚えておくと便利です。

④ Go ahead.：どうぞ。
　よく使う表現の1つとして覚えておきましょう。なにかを譲ったり，許可したり，促したりするときに使います。

⑤ How can I help you today?：今日はどうされましたか？
　セラピストなら必ず使う表現ですので，このまま覚えてしまいましょう。What brings you here today? とも言えます。

⑥ ...is so sore.：...が痛いです。
　「痛い」という表現はセラピストであれば pain という言葉を思い浮かべるかもしれません。しかし，患者はさまざまな表現で痛みを訴えます。その1つが sore です。そのほかに hurt という動詞を使って My legs hurt.（私の両足が痛みます）などもよく言います。痛みの表現は患者によってさまざまですので，複数の表現を覚えておきたいですね。

⑦ **That sounds...**：...に聞こえる＝...そうだ

　That sounds で「〜に聞こえる」という表現になり，臨床ではよく使用します。なにかを（目で）見て「痛そうだ」という場合には it looks... を使用します。「（足が腫れているのを見て）とても痛そう」という場合は，It looks very sore. と表現することができます。

⑧ **Terrible**：ひどい

　「ひどい」「大変ですね」「厳しい」など，状況があまりよくないときに使われます。患者がこの単語を使用した際には注意が必要です。また，こちらが心配しているときのあいづちとしても使用できますので，覚えておきましょう。

問診，予診

　はじめての患者を担当する際には，まずカルテや問診票から情報を収集しますね。患者さんの一般情報から，現病歴，注意しなければならない既往などさまざまな情報が記載されています。英語ではどんな表現になるのかみてみましょう。

基本情報
- 日付 date，年 year，月 month，日 day
- 名前 name，年齢 age，性別 sex（男 male/ 女 female）
- 生年月日 date of birth
- 住所 address，職業 occupation
- 国籍 nationality，健康保険 health insurance
- 身長 height（Ht），体重 weight（Wt）
- 体温 body temperature（BT/KT），血圧 blood pressure（BP）
- 心拍数 heart rate（HR），血液型 blood type
- 既往歴 medical history

練習問題

Q1 「私の名前はタカヒロです」と伝えましょう。

Q2 「理学療法士」という意味を表す単語は次のうちどれでしょうか。
  (1) Physical Therapist (PT)
  (2) Occupational Therapist (OT)
  (3) Speech-Language-Hearing Therapist (ST)
  (4) Prosthetist and Orthotist (PO)

Q3 「はじめまして」という表現は次のうちどれでしょうか。
  (1) Long time, no see.　　(2) Nice to meet you.
  (3) See you soon.　　(4) I am looking forward to meeting you.

Q4 「私は理学療法士／作業療法士です」と伝えましょう。

Q5 （　　）内の単語を並べ替えて，患者に「本日は私が担当します」と伝えましょう。
(be / today / working / I'll / with / you)．

Q6 「（椅子などに）お座りください」という表現は次のうちどれでしょうか。
  (1) Please sit on the floor.
  (2) Please squat down.
  (3) Please stand still and keep silent.
  (4) Please take a seat.

Q7 患者に「今日はどうされましたか？」と伝えましょう。

Q8 患者が痛みを訴えています。「痛みがあります」という表現として適切ではないものを選びましょう。
  (1) I am so sore.　　(2) I feel a dull pain.
  (3) My legs hurt.　　(3) I am doing quite well.

Q9 患者が足をとても痛がっています。「それは大変ですね」と伝えましょう。

Lesson 2 問診

痛む部位を聞いてみよう

Janeさんは背中が痛いようです。
タカヒロはJaneさんに背中の痛みについて聞くことにしました。

Lesson 2の習得ポイント
☐ 痛みの場所を聞く表現

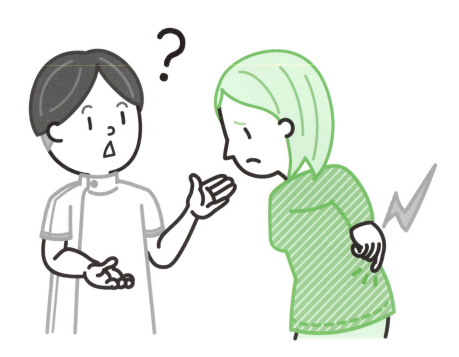

セラピストと患者の会話：英語にしてみよう

どこが痛むか教えてくれますか？

背中が痛いです。

ここですか？

いいえ，そこではありません。

痛むところを指でさしてくれますか？

（指でさして）ここです。

わかりました。
痛みはここから上や下に広がりますか？

いいえ，痛むのはここだけです。

痛みはいつも感じていますか？
それとも感じないときもありますか？

動いたときだけ痛みます。

セラピストと患者の会話：英語で聞いてみよう

 Could you tell me where you have pain?

I have pain in my back.

 Is it here?

Not exactly.

 Could you point to the place where you have pain?

It's here.

 I see. Does it extend above or below here?

No, it's just right here.

 Is the pain constant, or does it come and go?

It just hurts when I move.

英文法と英単語：これだけは覚えておこう

① Could you tell me...：...を私に話して（教えて）くれますか？

とてもよく使う表現です。Tell me... で「〜を私に話して」という意味ですが，それに could you をつけることでより丁寧な表現になります。Could you のかわりに would you もよく使用されますが，どちらを使用しても特に問題はないでしょう。Tell me のかわりに show me を使用すれば「私に見せてください」となり，これも役に立つ表現です。

② Not exactly：ちょっと違います。

患者がこの表現を使用した場合は「見当外れではないけど，ちょっと違う／惜しい」という意味になります。今回はセラピストが back pain（背中の痛み）を指さしたときに「大体あっているけど，厳密にいうと少し違った」ので，患者が not xactly と言っています。Exactly は「まさにその通り」という意味です。

③ Point to (out)...：...を指さして

「痛いところを指さしてください」は日本語でもよくいいますので，この表現を覚えておくと便利です。Point out ということもありますが，どちらを使用しても問題ありません。

④ Extend：広がる

痛みが広がっているかどうかを聞きたい（答えたい）ときには extend を使用しましょう。今回は「痛みはここから広がっていますか？」と聞くために使用しています。ちなみに above は「上へ」，below は「下へ」という意味です。

⑤ Come and go：行ったり来たりする＝あるときとないときがある

意訳をする必要がありますが，便利な表現です。直訳すると「行ったり来たりする」という意味になりますが，痛みについて表現する際には「（痛みが）あるときとないときがある」となります。反対に痛みが24時間ずっとある場合は constant を使用します。I have pain constantly. であれば「痛みがずっとある」という意味です。

Body parts（身体部位）

　セラピストは身体を扱う仕事ですから，身体の名称を覚えておくことで表現の幅が広がります。専門用語と一般用語では言い方が異なりますが，ここでは一般的にいわれている身体部位の名称を紹介します。

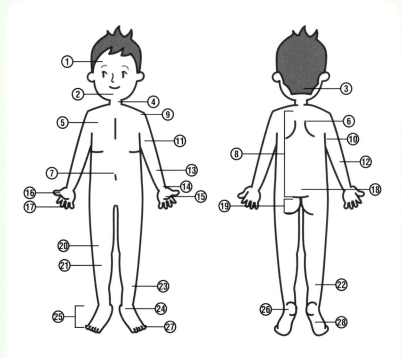

① 額 forehead
② 顎 jaw
③ 後頭部 the back of the head
④ 首 neck
⑤ 胸 chest
⑥ 肩甲骨 shoulder blade
⑦ 腹部 belly
⑧ 背中 back
⑨ 肩 shoulder
⑩ 脇 armpit
⑪ 上腕 upper arm
⑫ 肘 elbow
⑬ 前腕 forearm（lower arm）
⑭ 手首 wrist
⑮ 掌 palm
⑯ 親指 thumb
⑰ 手指 finger
⑱ 腰 lower back
⑲ 殿部 buttock (bottom)
⑳ 大腿 thigh
㉑ 膝 knee
㉒ ふくらはぎ calf
㉓ すね shin
㉔ 足首 ankle
㉕ 足 foot
㉖ 踵 heel
㉗ 足趾 toe
㉘ 足底 sole

練習問題

Q1 「私に…を話してください」という表現は次のうちどれでしょうか。
(1) Could you tell me...?　(2) Please call me...
(3) Thank you for ...ing.　(4) Should I call you...?

Q2 「どこが痛みますか?」と英語で聞いてみましょう。

Q3 「間違ってはいないけど少し違います」という表現は次のうちどれでしょうか。
(1) No, that's wrong.　(2) Not exactly.
(3) I beg to differ.　(4) No, sir.

Q4 (　) の単語を並べ替えて，患者に「痛むところを指でさしてくれますか」とたずねましょう。
Could you (where / to / you / have / the place / point / pain)?

Q5 「わかりました」という表現は次のうちどれでしょうか。
(1) I see.　(2) I am not satisfied.
(3) I don't accept.　(4) I don't understand.

Q6 痛みが広がっているかを確認します。「広がる」という意味を表す単語は次のうちどれでしょうか。
(1) extend　(2) narrow
(3) reduce　(4) hurt

Q7 「上の方へ」という意味を表す単語は次のうちどれでしょうか。
(1) above　(2) below
(3) forward　(4) backward

Q8 (　) に英単語を入れて，患者に痛みをいつも感じるのか，ないときもあるのかをたずねましょう。
Is the pain constant, or does it (　) and (　)?

Lesson 3 問診

痛みの種類や程度を聞いてみよう

Janeさんはつらい表情をしています。どのような痛みなのか，またどの程度の痛みなのかを聞くことにしました。

Lesson 3の習得ポイント
☐ 痛みの種類を聞く表現
☐ 痛みの程度を聞く表現

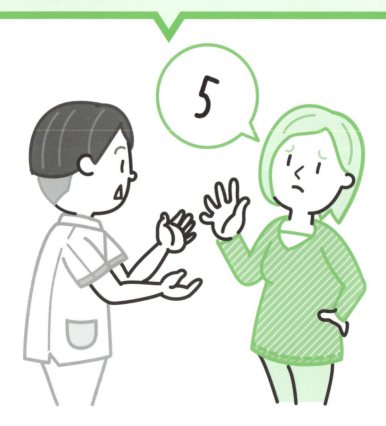

セラピストと患者の会話：英語にしてみよう

しびれやチクチクするような感じはありますか？

いいえ，ありません。

痛みはどのような感じですか？
例えば，鋭い痛み，もしくは重だるい痛みでしょうか。
ずきずきする痛み，うずくような痛み，
もしくは別の痛みでしょうか？

表現するのが難しいわ……。
針で刺されたような痛みかな。

十分です，ありがとうございます。
では，痛みは表面にありますか？ それとも奥の方にありますか？

奥ですね。

次は痛みの強さについてお聞きします。
痛みを0から10で表すとどのくらいですか？
0がまったく痛みを感じない，10が今まで経験したなかで
最も強い痛みだと想定してください。

5くらいだと思います。

セラピストと患者の会話：英語で聞いてみよう

Do you feel any tingling, like pins and needles?

No, I don't.

How would you describe your pain?
For example, is it a sharp pain or dull pain?
Throbbing, aching, or any other type?

It's hard to describe it….
It is like being pricked with a needle.

That's good enough. Thank you very much.
Next, is the pain just on the surface or is it deep inside?

Deep inside.

Next, I'd like to ask you how severe your pain is.
How would you rate your pain on a scale from 0 to 10?
0 means "no pain" and 10 means "the most painful you have ever experienced".

I'd say it's about a 5.

英文法と英単語：これだけは覚えておこう

① Tingling, like pins and needles：
しびれやチクチクするような感じ

　この pins and needles は知っておくべき慣用句です。これで「感覚が麻痺している」「しびれている」という意味になります。セラピストはしびれ感を聞くことが多いので，覚えておくととても便利です。また，tingling は「チクチクする」という意味ですので，あわせて覚えておきましょう。

② How would you describe your pain?：
痛みはどのような感じですか？

　Describe の第一義は「～を述べる」ですが，転じて「痛みをどのように述べますか？＝どのような感じですか？」となります。

③ Sharp, dull, throbbing, aching...：
鋭い痛み，重だるい痛み，チクチクするような痛み，うずくような痛み

　痛みの表現は非常に重要でよく使います。

④ How severe the pain is：痛みの強さ

　Severity of pain は痛みの「厳しさ，重大度」というような意味です。よって「痛みの重大度＝痛みの強さ」というように使用します。

⑤ How would you rate your pain on a scale from 0 to 10?：
痛みを0から10で表すとどのくらいですか？

　セラピストであればよく使用する表現だと思いますので，このまま覚えてしまいましょう。

⑥ It's about...：大体...です。

　About... は「大体」という意味です。セラピストは，運動する時間や回数を患者に伝えることがありますが，そのときにおおまかな時間や回数を伝えたいときは about を使用するとよいでしょう。

さまざまなあいづち

　患者とスムーズに会話を行うときにあいづちが意外に重要です。ここでは覚えておくと便利なあいづちを紹介します。日常会話でも使える表現を集めました。

同意

I see.……なるほど／わかりました　　Sure.……了解です／いいとも
Absolutely!……絶対だよ＝もちろんだよ！　　Of course!……もちろん！
I understand.……理解しました　　Right.……そうですね
That's true.……確かに　　Exactly.……そのとおり
Me too.……私も（同じ）です
Why not?……どうしてだめなの？＝（当然）いいよ！

【例】May/Can I ask you some questions?（いくつか質問してもいいですか？）
　　　Of course!（もちろん！）

驚き(疑問)

Really?……本当？　　Seriously?……（驚くような感じで）本当!?
Are you kidding?……冗談でしょう？
Is that right?……そうなんですか？（前後の文脈によって意味が変わります）

【例】You might have a fracture in your right shoulder.
　　　（右肩の骨が折れているかもしれません）
　　　Seriously!?（本当ですか!?）

驚き(主に悪い出来事に対して)

Oh my god!……そんな！　　Oh No!……びっくり！　　No way!……そんな！

【例】I fell down yesterday.（昨日転んでしまいました）
　　　Oh my god! Are you OK?（え！大丈夫ですか）

驚き(主によい出来事に対して)

Awesome!……素晴らしい／最高だね！　　Great!……素晴らしい！
Brilliant!……素晴らしい！

【例】I'm a physical therapist.（私の仕事は理学療法士です）
　　　Awesome!（素晴しい！）

残念なことを聞いたとき

I am sorry to hear...……... とは残念です。

【例】My grandfather passed away just yesterday.
　　　（祖父が昨日亡くなりました）
　　　I am sorry to hear that.（それは誠に残念です／お悔やみ申し上げます）

練習問題

Q1 「しびれ」という表現ではないものを選びましょう。
  (1) pins and needles (2) tingling
  (3) numbness (4) ache

Q2 日本語に訳してみましょう。
Do you feel any tingling, like pins and needles?

Q3 Describe（述べる）を用いて「痛みはどのような感じですか？」とたずねましょう。

Q4 「例えば」という表現は次のうちどれでしょうか。
  (1) if (2) in addition
  (3) at the same time (4) for example

Q5 「鋭い痛み」という表現は次のうちどれでしょうか。
  (1) sharp pain (2) dull pain
  (3) throbbing pain (4) ache

Q6 日本語に訳してみましょう。
For example, is it a sharp pain or a dull pain? Is it a throbbing pain, an aching pain, or any other type?

Q7 身体の「表面」という表現は次のうちどれでしょうか。
  (1) surface (2) deep inside
  (3) inner (4) internal

Q8 (　　) 内の単語を並べ替えて，「痛みを0から10で表すとどのくらいですか」とたずねましょう。
(you / how / your / 0 to 10 / on / would / pain / a scale / rate / from)?

Q9 「大体」という意味を表す単語ではないものを選びましょう。
  (1) approximately
  (2) about
  (3) roughly
  (4) exactly

Lesson 4 問診

痛みの経過を
聞いてみよう

タカヒロはJaneさんに痛みの経過について
詳しく聞くことにしました。

Lesson 4の習得ポイント
☐ 痛みの出現の仕方（突然に／徐々に）の表現
☐ 痛みの悪化の表現

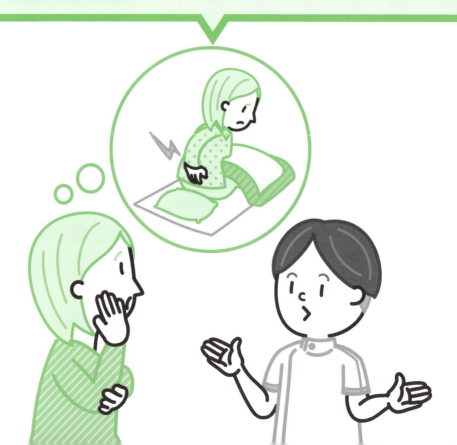

セラピストと患者の会話：英語にしてみよう

 この痛みは突然はじまりましたか？

いいえ，徐々に感じるようになりました。

 痛みが悪化したのはいつですか？

今朝起きたときに悪化しました。

 （今朝痛みに気づく）以前にけが（外傷）をしたことがありますか？

いいえ，おそらくありません。

 以前にも同じ問題（痛み）がありましたか？

はい，あります。

 はじめて痛みに気づいたのはいつですか？

よくわからないんです……　すみません。

セラピストと患者の会話：英語で聞いてみよう

 Did this pain start suddenly?①

No, it came on gradually.②

 When did the pain get worse?③

It got worse when I woke up this morning.

 Did you get injured④ prior to⑤ this?

No, I don't think so.

 Have you⑥ had the same problem before?

Yes, I have.

 When did you first notice⑦ this pain?

I'm not sure…, I'm sorry.⑧

英文法と英単語：これだけは覚えておこう

① Suddenly：突然に
問診をする際には「突然に」「少しずつ（little by little）」などの副詞はよく使用しますので、覚えておくと便利です。

② Gradually：徐々に
Suddenly（突然に）と一緒に覚えておきたい表現です。「あなたの痛みは突然はじまりましたか？ それとも徐々にですか？」という質問は、医療従事者であればよく使うでしょう。同じように使われる表現として「少しずつ（little by little）」や「ゆっくりと（slowly）」などがあります。例えば「ゆっくりと（徐々に／少しずつ）回復していますよ」と言いたいときは、You are getting better gradually (little by little). という言い方になります。

③ Get worse：悪化する
逆に「症状が改善している（よくなっている）」は get better です。Get worse と get better はセットで覚えましょう。I am getting better.（よくなってきています）や My stomach is getting worse.（胃の調子がますます悪くなっている）などと表現します。

少し専門的なところでは aggravate（悪化させる）という単語もあります。Aggravating factor とすると「増悪因子」となり、カルテなどでよく登場します。軽快因子は palliating factor と表現します。

④ Get injured：けがをする
Getting injured として、「けがをすること」という名詞として使うことがあります。

⑤ Prior to...：...の前に, ...より以前に
「...より（時間的に）前に」という状況を表したいときに使用する前置詞です。

⑥ **Have you had the same problem before?：以前にも同じ問題がありましたか？**

　　Have you had... before? は「以前にも ... がありましたか？」という定型フレーズです。以前にけが（外傷）をしたことがあるか，同じ問題があったかなどを確認することは，臨床の場面ではよくあると思います。そのときはこのフレーズを使いましょう。

⑦ **Notice：気づく**

　　Notice は「気づく」という意味です。よく使用するので覚えましょう。

⑧ **I'm not sure.：よくわかりません（確信がもてません）。**

　　Sure は「確かだ，確信している」という意味です。そこに not がつくことで「よくわからない，確信がもてない」となります。

時間の前置詞

　医療者は同僚や患者と「時間」について話す機会が多いと思いますが，前置詞をどのように使えばいいのか悩むことが多いと思います。基本的には in, on, at の3つが使われます。大きい順に in, on, at が使われると覚えるとわかりやすいです。

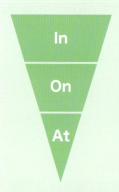

In：週(weeks)，月(months)，年(years)など
【例】in 3 weeks, in July, in 2017

On：曜日(days)，日にち(date)など
【例】on Monday, on June 2nd

At：時間(hours)など
【例】at 6 p.m., at 7 o'clock, at 21:00

　この法則とは別に，in the morning, in the afternoon, at night などがありますが，それらはそのまま覚えてしまう必要があります。

練習問題

Q1 「突然に」という意味を表す単語は次のうちどれでしょうか。
(1) anticipate　　(2) previously
(3) afterwards　　(4) suddenly

Q2 「痛みは突然はじまったのですか」と聞いてみましょう。

Q3 「徐々に」という意味を表す単語は次のうちどれでしょうか。
(1) gradually　　(2) quickly
(3) immediately　　(4) without warning

Q4 患者が It came on gradually. と言っています。どういう意味でしょうか。

Q5 Notice という単語の意味に含まれないものを選びましょう。
(1) 気がつく　　(2) 注目する　　(3) 注意する　　(4) 走る

Q6 Injury の意味として最も適切なものを選びましょう。
(1) けが　　(2) 病気　　(3) 既往　　(4) 診断

Q7 「おそらく」という意味を表す単語は次のうちどれでしょうか。
(1) somehow　　(2) probably　　(3) after all　　(4) scary

Q8 （　　）内の単語を並べ替えて，患者に「以前にもこのような問題がありましたか？」とたずねましょう。
(you / before / this / had / problem / have)？

Q9 患者に痛みの発生についてたずねたところ「よくわからないんです」と答えました。患者はなんと言ったのでしょうか。
(1) I'm not sure.
(2) It's all right.
(3) I don't want to answer that question.
(4) I don't understand what you mean.

Lesson 5　肢位設定

基本的な肢位を指示してみよう

これからタカヒロはJaneさんを評価するところです。
まずタカヒロはJaneさんが評価肢位を取れるか確認するために，さまざまな肢位を指示することにしました。

Lesson 5の習得ポイント
☐ 各肢位の表現
☐ 患者の位置を微調整する表現

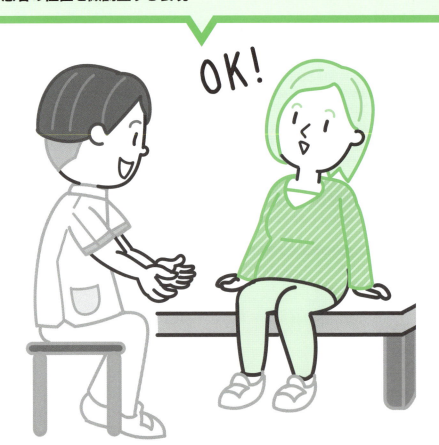

セラピストと患者の会話：英語にしてみよう

 治療台の端に座ってもらえますか？

わかりました。

 次に立ってくれますか？

はい, たぶんできると思います。

 うつ伏せにはなれますか？

それは怖くてできません。

 わかりました。では代わりに左側を下にして横になってください。

わかりました。

 私のほうに近づいて来てくれますか？

はい。

 （安定させるために）左足を少し曲げてください。そしてその姿勢を保ってください。

セラピストと患者の会話：英語で聞いてみよう

 Could you sit down on the edge of the table, please?

OK.

 Would you stand up for me?

Yes, I can probably do that.

 Are you able to lie down on your tummy?

No, I'm scared to do that.

 OK, now please lie down on your left side instead.

OK.

 Could you move closer to me?

Sure.

 Please bend your left leg slightly for stability. And please hold that position.

英文法と英単語：これだけは覚えておこう

① Sit down：座る

「座る」は sit という動詞を使いますが，down（副詞）と一緒に使われることがほとんどです。「座る」を表すイディオムはたくさんあり，have a seat（椅子へどうぞ＝座る）や take a seat も同じ意味です。Have（take）a seat のほうが丁寧な印象を与えますが，sit down でも問題ありません。ただし，can/could/would you や please を忘れずにつけましょう。

② The edge of the table：治療台の端

日本であれば「治療台に座ってください」と言えば通じると思いますが，英語では「どの部分に座るか」まで伝える必要があります。ここでは「治療台（the table）の端（the edge）に座ってください」と患者に伝えています。

日本ではベッドといわれることが多いと思いますが，英語では bed だと寝室用を思い浮かべます。治療台は正確に plinth もしくは treatment table といいますが，専門家ではない患者には table の方が通じます。

③ Stand up：立つ

Sit down と同じく，stand up というイディオムとして2語セットで覚えましょう。

④ Probably：おそらく，多分

日本語でもよく使用する表現ですね。「多分できるよ」「おそらく大丈夫」などを伝えたいときは，maybe でもよいですが probably をよく使います。

⑤ Lie down on...：...を下にして横になる

ぜひ覚えてほしい表現です。ここでは on your tummy/stomach（お腹），on your back（背中），on your left side（左側）を使っていますが，それぞれ，「うつ伏せ」「仰向け」「左側臥位（左側を下にした側臥位）」となります。Lie down で「横になる」という意味になり，on 以下でどんな状態で横になるかを表します（on は「〜の上」という意味です）。

On your back だと背中を治療台の上につける，つまり治療台と背中を乗せる状態＝仰向けです。

On your tummy（お腹）なら，お腹を治療台の上につけて横になる＝うつ伏せとなります。

On your left side なら左側を治療台につけて横になる＝左側を下にして横になるとなります。

Lie down on... はいろいろと応用が効きますので，ぜひ覚えましょう。

⑥ Could you move (come) closer to me？：
私のほうに近づいてくれますか。

　Move（come）closer to me で「私に近づくように」です。これは患者が治療台に寝ている状態でもう少し自分のほうに寄ってほしいときなど，さまざまな場面で使用できます。

⑦ Slightly：わずかに，少しだけ

　少しだけ膝を曲げてほしいときや，少しだけ動いてほしいときなど，セラピストなら頻回に遭遇する状況で使えます。同義語は a little bit です。

⑧ Hold that position：その姿勢を保つ

　hold（保つ）＋ position（姿勢）です。いろいろな場面で使用できるのが想像できるかと思います。Stay in that position. や Don't move. も使えます。

練習問題

Q1 「座る」という表現でないのは次のうちどれでしょうか。
(1) have a seat　　(2) take a seat
(3) sit down　　　(4) fall down

Q2 「端」という表現は次のうちどれでしょうか。
(1) the middle　　(2) the edge
(3) the center　　(4) the top

Q3 Plinth の意味として最も適切なものを選びましょう。
(1) 治療台
(2) 寝室用ベッド
(3) 椅子
(4) ソファ

Q4 (　　) 内を埋めて，患者に治療台（ベッド）の端に座ってもらうように指示しましょう。
Could you (　　) (　　) on (　　) (　　) (　　) (　　) ?

Q5 「おそらく」という意味を表す単語ではないのは次のうちどれでしょうか。
(1) maybe　　(2) perhaps　　(3) probably　　(4) certainly

Q6 患者に「立ってもらう」にはどのように指示したらいいでしょうか。

Q7 (　　) 内の単語を並べ替えて，患者にベッドの中央で仰向けになってもらいましょう。
Would you (back / lie / on / down / your) in the middle of the table?

Q8 「少し」という意味を表す単語は次のうちどれでしょうか。
(1) slightly　　(2) much　　(3) many　　(4) a lot

Q9 (　　) 内の単語を並べ替えて患者に「私の方にもう少し近づいてくれますか？」と伝えましょう。
(move / closer / could / me / to / you / slightly) ?

Q10 患者に「その姿勢を保ってください」と伝えましょう。

Lesson 6 肢位設定

応用的な肢位を指示してみよう

タカヒロはJaneさんの評価を進めています。
タカヒロはJaneさんにさらに応用的な肢位をとってもらうよう
指示しますが、Janeさんは指示を理解できず苦戦している様子です。

Lesson 6の習得ポイント
☐ 各肢位の表現
☐ 真似してもらうときの表現

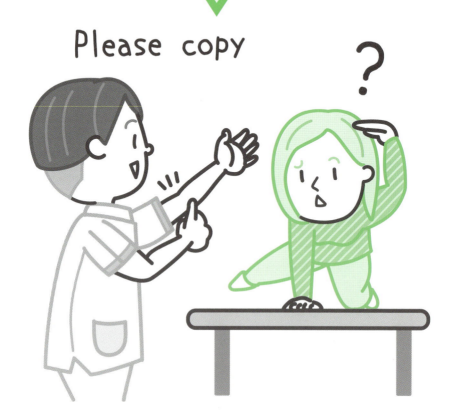

セラピストと患者の会話：英語にしてみよう

ベッドの中央に仰向けになっていただけますか？

やってみます。

四つ這いになってもらえますか？

はい，こうですね。

ちょっと違いますね。
腕を伸ばして，股関節は90°になるようにしてください。

うーん，ちょっとわかりません。

それでは，私の真似をしてみてください。こんな感じです。

なるほど。こうですね。

そうです！　次は，そこから両膝立ちになれますか？

やってみますけど，難しそうですね……。

安全のために治療台の中央でやってみましょう。

セラピストと患者の会話：英語で聞いてみよう

 Would you lie down on your back in the middle of the bed (plinth)?

I will try.

 Could you get down on your hands and knees, please?

Like this?

 That's not quite right. Please extend your arms fully and keep your hips at a 90-degree angle.

Sorry, I couldn't understand what you said.

 OK. Please copy my position. Just like this.

I see. Is this right?

 That's it! Now, can you go from there to an upright kneeling position?

Oh, I'll try it but it may be hard for me…

 Let's try it in the middle of the table for safety.

英文法と英単語：これだけは覚えておこう

① Get down on your hands and knees：四つ這い

　四つ這いになってもらうことはよくありますが，専門用語では英語で four-point kneeling と表現します。「4つの支点（four point）がある」ということです。ただ，一般の方には通じないので，get down on your hands and knees や get down on all fours を使ってみてください。

② Extend：を伸ばす（伸展する）

　「伸ばす」「曲げる」というのは最もよく使用する表現の一つかと思いますが，「伸ばす」は extend で，「曲げる」は bend になります。また，実際に患者さんに関節を動かしてもらうときには bring A to（toward）B というイディオムを使用することもあります。

③ Keep your hips at a 90-degree angle.：両膝を90°で保つ

　一つひとつは簡単な単語ですが，組み合わせることで便利な表現になります。Keep は「（ある状態を）保つ」，hips は「股関節」です。

　At a 90-degree angle で「90°に（で）」ですので，これを60に置き換えれば「60°に（で）」となるわけです。これらを組み合わせることでたくさんの表現ができます。Keep your right hip at a 60-degree angle. であれば「右股関節を60°に保ってください」となりますし，Bend your left wrist 30 degrees. なら「左の手首を30°まで曲げください」となります。角度の部分に slightly（少しだけ）や as much as possible（できるだけ）をつけて伝えることもできます。

④ What you said：あなたが言ったこと

　関係代名詞の what... はさまざまな場面で応用できます。いくつか例を挙げておきますので，ぜひ覚えてください。

- what I thought（私が思ったこと）：What I thought is that you are tired.（あなたが疲れているのではないかと思いました）
- what I am looking for.（私が探しているもの）：This is what I am looking for.（これこそ私が探しているものだ）
- what he did（彼がしたこと）：I know what he did.（私は彼がしたことを知っています）

⑤ Copy：真似する

　運動動作など口頭で説明して伝わらないときは「この動きだよ，真似してみて」とよく言うと思います。そのときは copy という単語が便利です。シンプルに Copy me. といえば「私の真似して」という意味になります。

⑥ (Just) like this：こんな感じで

　よく copy と組み合わせて使う便利な表現です。Copy me. Just like this. は「私の真似して。こんな感じで」という意味です。この表現に実際の動作を加えれば，ほとんどのケースでコミュニケーションが取れます。日本語でも説明が難しいときはこのような指示を出している方が多いのではないでしょうか。

⑦ I see.：なるほど。

　受け答えのときによく使用される表現です。

練習問題

Q1 患者に「ベッドの中央に仰向けになれますか?」と伝えましょう。

Q2 「四つ這い」を表す表現は次のうちどれでしょうか。
(1) four-point kneeling　　(2) two-point kneeling
(3) single-leg standing　　(4) squatting

Q3 「(肘などを)伸ばす」という意味を表す単語は次のうちどれでしょうか。
(1) bend　　(2) curl　　(3) extend　　(4) rotate

Q4 「肘関節」という表現は次のうちどれでしょうか。
(1) elbows　　(2) hips
(3) knees　　(4) shoulders

Q5 四つ這いの詳しい説明をします。(　　)内を埋めて「腕を伸ばして,股関節は90°になるようにしてください」と伝えましょう。
Please (　　) your arms fully and (　　) (　　) (　　) (　　) (　　) 90-degree (　　).

Q6 患者が "Sorry, I couldn't understand what you said…" と言っています。どういう意味でしょうか。

Q7 「私の真似をしてください」という表現ではないのは次のうちどれでしょうか。
(1) Copy me.
(2) Impersonate me.
(3) Imitate me.
(4) It is mine.

Q8 患者に「こんな感じで」と伝えましょう。

Q9 患者に「なるほど」と言ってみましょう。

病院にまつわるボキャブラリー

診療科

リハビリテーション科	Rehabilitation
理学療法科	Physical therapy
作業療法科	Occupational therapy
言語聴覚科	Speech therapy
内科	Internal medicine
消化器科	Gastroenterology
循環器科	Cardiology
呼吸器科	Respiratory care
リウマチ科	Rheumatology
心療内科	Psychosomatic medicine
神経内科	Neurology
精神科	Psychiatry
小児科	Pediatrics
外科	Surgery
脳神経外科	Neurosurgery
整形外科	Orthopedic surgery

職種

理学療法士	Physical therapist **(PT)**
作業療法士	Occupational therapist **(OT)**
言語聴覚士	Speech therapist/Speech-language hearing therapist **(ST)**
医師	Doctor/Physician **(Dr)**
看護師	Nurse **(Ns)**
介護福祉士	Care worker
社会福祉士	Social worker/Medical social worker **(MSW)**

場所

受付	Reception
待合室	Waiting room/Lounge
診察室	Examination room
検査室	Laboratory
リハビリテーション室	Rehabilitation room
放射線室	X-ray room/CT room/Imaging room
手術室	Operating room/Operating room
病棟	Hospital ward
病室	Patient's room/Hospital room
トイレ	Bathroom/Restroom/Toilet/Lavatory

評価, 治療

Lesson 7 評価

バイタルサインを確認しよう

Janeさんの顔色がよくありません。タカヒロはJaneさんに体調について詳しくたずねてみることにしました。

Lesson 7の習得ポイント
- ☐ 体調を聞く表現
- ☐ バイタルサインの単語

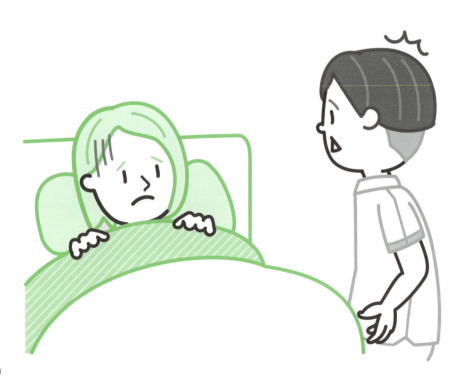

セラピストと患者の会話:**英語にしてみよう**

 今日の調子はいかがですか？

悪くはないです。

 看護師から聞きましたが, めまいがするそうですね

はい, そうなんです。

 どれくらいの頻度でありますか？

頻繁にあるわけではないです。
今日の朝たまたまかもしれません。

 吐き気はどうですか？

吐き気はありません。

 そうですか。脈拍を計ってもよろしいですか？

もちろんです。

 念のため, 今日は無理しないでおきましょう。

セラピストと患者の会話：英語で聞いてみよう

 How are you feeling today?
①

Not too bad.

 I heard from the nurse that you've had some dizziness today.
② ③

Yes, I have.

 How often do you have dizziness?

Not very often.
④
It might have just been a one-time thing.

 Have you felt any nausea?
⑤

No, not at all.

 I see. Do you mind if I check your heart rate?
⑥

No, go ahead.

 Just to be safe, try not to overdo it today.
⑦

英文法と英単語：これだけは覚えておこう

① **How are you feeling today?**：今日の調子はいかがですか？

このフレーズはそのまま覚えましょう。単に How are you? でもいいのですが，これは日常的に挨拶代わりに使われますので，「体調」をあえて聞きたいときはこちらのフレーズのほうがいいかもしれません。

② **I heard from A that...**：Aから...だと聞きました。

非常に便利な表現です。I heard で「私は聞きました」となり，from A は「A さんから」を表し，B には聞いた内容が入ります。いろいろと応用が可能な表現ですので，ぜひ使いこなせるようになりましょう。

③ **Dizziness**：めまい

めまいは dizziness，もしくは vertigo といいます。この２つの違いは，dizziness は「浮遊感のようなめまい」であり，vertigo は「回転性（目が回るような）めまい」とよく言われます。どちらも覚えておきましょう。

④ **Not very often.**：それほど多くはありません。

そんなに頻度が多くないことを伝えるときに使います。もし過去に経験がなく「この１回きり」ということであれば，an isolated occurrence もしくは a one-time thing という言い方があります。

⑤ **Nausea**：吐き気

吐き気は nausea といいます。「吐く」という意味の vomit という動詞もよく使われるので，「吐きそうだ」というときは I feel like I'm going to vomit. と言います。Vomit の代わりに throw up も非常によく使われるので，それも覚えておきましょう。

⑥ **Do you mind if ...?**：...してもよいですか？

Can I...? と同じ意味ですが，より丁寧な言い方です。セラピストと患者の関係であれば，こちらの表現を使用した方がより適切かもしれません（Can I...? も同じ意味ですから，間違いではありません）。

⑦ Just to be safe：念のため

日頃の臨床や日常でとてもよく使う表現です。このまま覚えましょう。Just in case もよく使います。

症状，症候，バイタルサイン

症状，症候

発熱	Fever
寒気	Chill
気分が悪い	Feel unwell
めまい	Dizziness, Vertigo
耳鳴り	Tinnitus
吐き気	Nausea
嘔吐	Vomit
下痢	Diarrhea
便秘	Constipation
便通	Bowel movement
胸焼け	Heartburn
食欲不振	Loss of appetite
貧血	Anemia
不整脈	Arrhythmia
呼吸	Breath
呼吸困難	Difficulty breathing
咳	Cough
喘息	Asthma
くしゃみ	Sneeze
眠気	Drowsiness
痒い	Itchy
発作	Convulsion, Seizure

バイタルサイン（血圧，体温，脈拍）

日本語	英語	結果
血圧	Blood pressure	120 over 80（上が120，下が80）
体温	Temperature	Thirty-six point five degrees Celsius（36.5℃）
脈拍	Pulse	Seventy-two beats per minute (72回/分)

練習問題

Q1 「今日の体調はどうですか？」と患者さんにたずねてみましょう。

Q2 「頭痛」という意味を表す単語は次のうちどれでしょうか。
(1) headache　　(2) stomachache
(3) bellyache　　(4) chest pain

Q3 「看護師から頭痛があると聞きました」となるように（　　）内を埋めましょう。
(　　)(　　) from the nurse that you have a headache today.

Q4 「めまい」という意味ではないのは次のうちどれでしょうか。
(1) vertigo　　(2) dizziness　　(3) light-headedness　　(4) heartache

Q5 患者が I've had some dizziness, but not very often. と言っています。和訳してみましょう。

Q6 患者が It might have just been a one-time thing today. と言っています。和訳してみましょう。
(1) 今日ハプニングが起きました。
(2) 今日しなければいけません。
(3) 今日してもいいです。
(4) 今日たまたま起こったのかもしれません。

Q7 「吐き気」という意味を表す単語は次のうちどれでしょうか。
(1) nausea　　(2) shiver　　(3) fever　　(4) fatigue

Q8 「脈拍」を下記から選びましょう。
(1) body temperature (BT)　　(2) respiration rate (RR)
(3) heart rate (HR)　　(4) blood pressure (BP)

Q9 患者に脈拍を測っていいか聞いてみましょう。

Q10 （　　）内の単語を並べ替えて患者に「念のため，今日は無理しないようにしましょう」と伝えましょう。
(be / to / just / safe) , (to / not / it / try / today / overdo) .

Lesson 8 評価

自動可動域を測定してみよう

タカヒロはJaneさんの自動可動域を測定することにしました。タカヒロはJaneさんに関節を最大限動かしてもらうために，どう伝えたらいいでしょうか。

Lesson 8の習得ポイント
☐ 最大可動域を測定するための表現
☐ 可動域制限の原因を聞く表現

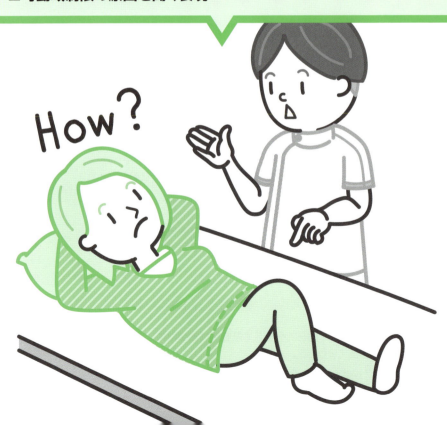

セラピストと患者の会話：英語にしてみよう

こんにちは。これから脚がどれくらい動くか検査しますね。

はい、でも少し緊張しています。なんだか痛そうで…

痛みや不快感があれば教えてください。すぐに止めます。

わかりました。痛かったらすぐ知らせます。

では、このベッドに仰向けに寝てください。
右大腿を胸に近づけるように曲げてくれませんか。

はい、こんな感じでしょうか？

そうです。これ以上動きませんか？

もう動きません。

動かせない理由はなんでしょうか？
痛みですか、それとも強張りですか？

痛みのせいです。

セラピストと患者の会話：英語で聞いてみよう

 Hello. I would like to assess how much you can move your legs.

OK, but I'm a bit nervous. It sounds painful…

 Please let me know if you have any pain or uncomfortable feeling, and we'll stop.

I see. I will let you know right away.

 Now, would you lie down on the bed, on your back? Would you bring your right thigh toward your chest for me?

OK… like this?

 Yes. Can you go any further?

No, I can't.

 What is stopping you?
Is it pain or tightness?

It's because of pain.

英文法と英単語：これだけは覚えておこう

① It sounds...：...そうだ（～に聞こえる）

It sounds... は「... のように聞こえる」という意味です。これは医療の現場以外でもよく使う表現です。耳で聞いたものに対しては動詞の sound を使って「～そうだ」「～ぽい」などの表現ができます。

一方，目で見たものが「～そうだ」「～ぽい」と言いたいときは it looks... という表現を使います。「（話を聞いて）痛そうだ」と言う場合には It sounds painful. ですが，「（見た目が）痛そうだ」というときは It looks painful. という表現になります。

② Let me know if you have any pain.：痛みがあれば教えてください。

Let me know... は「（私に）知らせてください」という意味です。これは医療現場ではとても便利な表現です。例えば，同僚に「なにか問題があったらすぐに教えてね」という場合は Let me know if you have any problem. と言えばいいですし，予約を取るときの「いつ時間があるか教えてください」の表現なら Let me know when you are available. というように使えます。

③ Bring...toward...：…を…にもっていく

Bring は「持ってくる」という動詞で，toward は「…の方へ」という前置詞です。これを組み合わせて使いこなすととても便利な表現になります。今回は bring your right thigh toward your chest ですから，right thigh（右の太腿）を，chest（胸）にもっていくという意味になります。実際その動きをするように太腿を胸にもっていく（＝近づける）と股関節屈曲の動作になります。このように，患者に行ってもらいたい動作を bring...toward...で表すことがよくありますので，ぜひ使いこなせるようになりましょう。

④ For me：私のために

直訳すると「私のために」となりますが，for me はなにかを頼むときに語尾につけることでより丁寧な印象を与えることができる便利な表現です。日本語にあえて訳すならば「～してくれる？」という意味合いです。このフレーズを最後につけるだけでぐっと丁寧に，そしてより自然な英語になります。

⑤ **Can you go any further?**：これ以上動きませんか？

　セラピストは患者に対して「これ以上動くことができないのか」「これが精一杯なのか」という質問をよくするので，この表現を覚えておくとさまざまな場面で応用が効きます。

⑥ **Tightness**：硬い

　セラピストが患者に説明するとき，「筋肉・関節が硬いですね」といった表現をよく使いますが，そのときに知っておいたほうがいい単語です。例えば「あなたの右側のハムストリングはとても硬いです」と言いたいときはYour right hamstring is so tight. と言います。

⑦ **It's because of pain.**：痛みのせいです。

　「（名詞）のせいです」というときは it's because of... という表現が便利です。It's because of pain. とすれば「痛みのせいです」という意味になります。これを覚えておくとさまざまな場面で応用することが可能です。
　例えば「なぜ仕事を休んだの？」と聞かれて「頭痛です」とシンプルに答えたいときには It's because of headache. で十分なのです。

ROM －患者に flexion は伝わらない !?

　教科書でもよくみる「flexion＝屈曲」。実は医療者同士しか通じない専門用語だということはご存知ですか？
　患者につい「頸を屈曲してください」と言ってしまい，「え？」と聞き返された経験はありませんか？ Flexion は日本語でいう「屈曲」です。伝わるようにするには，患者に対して bend（曲げる）や bring to という表現を使用したり，他の動作に置き換えることが有効です。例えば，頸部伸展の場合は try to look at the ceiling（天井を見て）と伝えると理解してくれるでしょう。

練習問題

Q1 I would like to assess how much you can move your legs. を和訳してみましょう。

Q2 患者さんが It sounds painful... と言っています。最も適した和訳は次のうちどれでしょうか。
(1) 痛そう…　(2) こわい…　(3) 聞こえない…　(4) やめて…

Q3 「痛かったらすぐに私に教えてください」という意味になるように次の英単語を並び替えましょう。
(pain / me / you / any / have / let / if / know).

Q4 Can you go any further? の意味として最も適切なものを選びましょう。
(1) これ以上動きませんか。　(2) 動かないのはなぜですか。
(3) こちらに寄れますか。　(4) 父親は来られますか。

Q5 下記の（　）を埋めて「ベッドにうつ伏せになってください」と指示しましょう。
Would you (　) (　) on the (　), on (　) (　)?

Q6 下記の（　）を埋めて「右大腿を胸に近づけるように曲げてください」と指示しましょう。
Would you (　) your right thigh (　) your chest for me?

Q7 「強張り」という意味を表す単語は次のうちどれでしょうか。
(1) tenderness　　(2) softness
(3) tightness　　(4) flexibility

Q8 It's because of pain. の訳として最も適切なものを選びましょう。
(1) 痛みのせいです。　　(2) 痛みは軽度です。
(3) 痛みのためではありません。　(4) 痛くはありません。

Lesson 9 評価

他動可動域を測定してみよう

タカヒロはJaneさんの他動可動域測定を行いたいのですが，Janeさんは痛くなるのではないかと緊張している様子です。

Lesson 9の習得ポイント
☐ 相手にリラックスしてもらう表現
☐ 角度結果を伝える表現

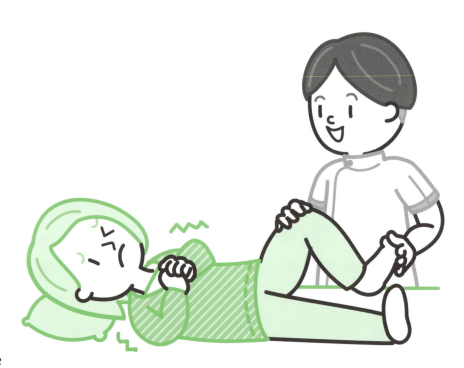

セラピストと患者の会話：**英語にしてみよう**

私が足を動かすので，力を抜いてください。
痛みや不快な感じがあれば教えてください。

わかりました。

（行っている最中に）痛みはありますか？

ありません。

いいですね。では角度を測ります。
100°です
動きが少し硬いですね。

本当ですか？！ 改善するにはどうしたらよいでしょうか？

心配しないで大丈夫ですよ。
自宅で行える運動を教えますね。

セラピストと患者の会話：英語で聞いてみよう

 Please just relax for me. Let me move your legs.
① ②
Please let me know if you have any pain or discomfort.

Sure.

 Do you have any pain?
③

No, I don't.

 Good. OK, I'll measure this angle.
It's 100 degrees.
④
It's a bit tight.

Really? What should I do to improve it?

 Don't worry about it too much.
⑤
I will give you a few exercises you can do at home.
⑥

英文法と英単語：これだけは覚えておこう

① Just relax for me.：（私のために）力を抜いてください。

検査するとき，患者に力を抜いてほしいときが多々あると思います。そのときはこのフレーズが使えます。Relax は「楽にして」というようなニュアンスで，さらに just をつけることで「ただ力を抜いて」というようなニュアンスになります。セラピストであれば多用する表現だと思いますので，覚えておきましょう。

② Let me move your…：（あなたの…を）動かさせてください。

とてもよく使う便利な表現です。検査や治療などで患者を動かす必要があるときに使います。Let me［動詞］で「私に［動詞］させて」となります。これはさまざまな場面で使うことが可能です。例えば，Let me［explain…］とすれば「私に［〜を説明］させてください」となります。

③ Do you have any pain?：痛みはありますか？

Do you have…? はとてもよく使う表現です。Do you have a headache? であれば「頭痛はありますか？」となりますし，Do you have diabetes? であれば「糖尿病ですか？」となります。

Have はとても便利な単語です。なにか症状を表したり聞いたりするときは，とりあえず have を使えば問題ないかもしれません。

④ It's 100 degrees.：100°です。

…degrees で「…°です」と角度を表すことができます。可動域を伝えるときに必要ですので，degrees という単語は必ず覚えておきましょう。数字は複数になりますので s がつきます。ちなみに「〜回です」というときには …times を使用します。

⑤ Don't worry about it too much.：あまり心配しすぎないでください。

これはこのまま覚えてしまいたい表現です。患者がなにか心配しているときにこのフレーズを使用して安心させてあげましょう。もちろん，言葉だけではなく，その後に具体的な解決策を提示することも大事です

⑥ **A few exercises you can do at home**：
いくつかのホームエクササイズ

　A few は「いくつかの」という意味です。You can do at home が exercises にかかって「家でできるエクササイズ＝ホームエクササイズ」という意味になっています。

練習問題

Q1 和訳してみましょう。
Just relax for me.

Q2 「私にあなたの足を動かさせてください」と伝えましょう。
(　　　)(　　　) move your legs.

Q3 Discomfort の意味として最も適切なものを選びましょう。
(1) 不快　　(2) 快適　　(3) 依存　　(4) 安楽

Q4 (　　　) 内の単語を並べ替えて，患者に「痛みがあるか」をたずねましょう。
(you/have/any/pain/do)?

Q5 Measure の訳は次のうちどれでしょうか。
(1) 計測する　　(2) 売買する　　(3) 診断する　　(4) 進出する

Q6 「(角度は) 100°です」という表現は次のうちどれでしょうか。
(1) 100 times
(2) capacity of 100
(3) 100 minutes
(4) 100 degrees

Q7 A bit と同じ意味の単語は次のうちどれでしょうか。
(1) much
(2) enough
(3) often
(4) slightly

Q8 患者に「あまり心配しすぎないでください」と伝えましょう。

Q9 (　　　) 内の単語を並べ替えて，患者に「自宅でできる運動をお教えします」と伝えましょう。
I will give you (a few/you can/at home/exercises/do).

Lesson 10 評価

体幹の可動域を測定してみよう

Janeさんはどのくらい体幹を動かすことができるのでしょうか？
タカヒロはJaneさんの体幹の可動域を評価することにしました。

Lesson 10の習得ポイント
☐ 前後側／側屈／回旋の表現

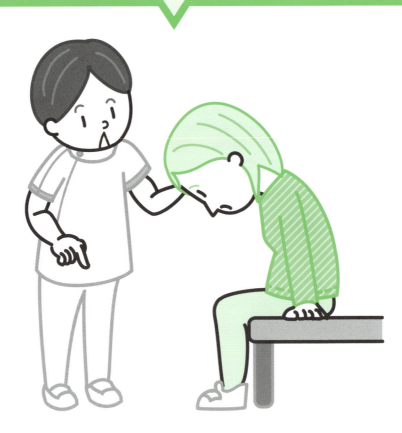

セラピストと患者の会話：英語にしてみよう

体をできるだけ前に倒してもらえますか？

わかりました。

そのときに痛みは感じますか？

痛みは感じません。

次に，体をできるだけ後ろに反らせてもらえますか？

がんばります。

ありがとうございます。
では次に体を左側に傾けてください。

わかりました。

体を右側にできるだけひねってください。
ただし，痛みが出たら言ってください。

全然痛くないですよ！

セラピストと患者の会話：英語で聞いてみよう

 Would you please bend forward as far as possible?
①　　　　　　　②

OK.

 Does it hurt?
③

It doesn't hurt at all.

 Next, would you bend backwards as far as possible?
④

I'll do as much as I can.

 Thank you so much.
What I want you to do next is bend to the left.
⑤　　　　　　　　　　　⑥

OK.

 Would you rotate your body to the right?
⑦
Please let me know if it hurts.

It doesn't hurt at all!

英文法と英単語:これだけは覚えておこう

① Bend forward:前に倒す(前屈する)
　Bend は「傾ける,曲げる」,forward は「前に」という意味で,この2単語を合わせると「前に倒す(前屈する)」になります。さまざまな場面で使えるはずです。

② As far as possible:できるだけ
　最大まで動いてもらいたいときや,力を出してもらいたいときなどに使う表現です。Possible の部分を you can にしても(as far as you can)同じ意味で使えます。これを覚えておくだけで表現できる幅がぐっと広がります。

③ Does it hurt?:痛いですか?
　Do you feel any pain? も同じ意味ですし,十分に通じますが,より日常会話に近いのは hurt(痛い,傷つく)を使用した表現でしょう。この一文を覚えておけばさまざまな場面で使用できます。

④ Bend backwards:後ろに倒す(後屈する)
　後屈するは bend backwards と表現します。このまま覚えてしまいましょう。ちなみに「後ろ向きに歩く」は walk backward です。

⑤ What I want you to do is...:私があなたにしてほしいことは...です。
　この what は関係代名詞です(= the thing which)。What I want you to do が「私があなたにしてほしいこと」という名詞節で,主語になっています。Is が動詞,その後ろに続くのが目的語です。例えば「右肘を曲げてください(私がしてほしいことは右肘を曲げることです)」は What I want you to do is bend your right arm. となります。

⑥ Bend to the left:左に曲げる(左側屈する)
　左側屈は bend to the left side,右側屈は bend to the right side とな

ります。Bend との組み合わせでさまざまな動きが表現できます。

⑦ Rotate your body to the right：身体を右に回す（右回旋する）

　専門用語では「回旋する」という動きは rotate で表現できます。身体を右側に回して（回旋）ほしいのですから，your body（身体を）to（〜へ）the right（右側）となります。

足

　イギリス人英語講師の患者がスキーで足を骨折して運ばれてきました。自分で足の指が動かせるか聞きたくて Can you move your foot finger? と聞いたのですが，患者は笑って「Finger は手の指だよ」と。結構，勘違いして使っている英語ってありますね。足の指はなんというのでしょうか？
　イギリス人患者いわく「足の指は toe，手の指が finger だよ」とのこと。親指は big toe，小指は little toe，では「中指は？」と聞くと「I don't know! HAHAHA! Don't worry about the details!（細かいことは気にするな!）」と。英語でのコミュニケーションに悩んでいたのがちょっと楽になりました。

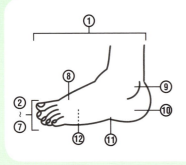

① 足 foot
② 足の指（つま先）toe
③ 親指 big toe
④ 人差し指 second toe
⑤ 中指 third toe
⑥ 薬指 fourth toe
⑦ 小指 little toe
⑧ 足の甲 instep
⑨ くるぶし ankle
⑩ 踵 heel
⑪ 足の裏 sole
⑫ 土踏まず arch

練習問題

Q1 方向を指す表現で「前に」は次のうちどれでしょうか。
(1) forward (2) backward (3) to the right (4) to the left

Q2 「曲げる」を表す単語は次のうちどれでしょうか。
(1) bend (2) extend (3) rotate (4) twist

Q3 As far as possible の訳として最も適当なものを選びましょう。
(1) 可能なら (2) 少なくとも (3) できるだけ (4) どれだけ

Q4 「体をできるだけ前に倒してもらえますか?」となるように ( ) を埋めましょう。
Would you ( ) ( ) as far as possible?

Q5 「痛みますか?」と聞くときの表現は次のうちどれでしょうか。
(1) Is it comfortable? (2) Does it hurt?
(3) How are you? (4) I give a pain.

Q6 Hurt と同じ意味ではないのは次のうちどれでしょうか。
(1) be painful (2) ache (3) be sore (4) be numb

Q7 「あなたにして欲しいことは…」となるように □ のなかから単語を選びましょう。
( ) ( ) ( ) ( ) ( ) ( ) ( ) bend to the left.

| I | you | me | what | when | that | do | does | is | to |
| want | would | give | | | | | | | |

Q8 「身体を右に回してください」となるように,次の単語を並び替えましょう。
Would you (the right / to / your body / rotate)?

Q9 Not at all の訳として最も適当なものを選びましょう。
(1) 少しも (2) 少しは (3) 少しくらい (4) 少しだけ

Lesson 11 評価

頸部の可動域を測定してみよう

Janeさんは首も痛い様子です。
タカヒロはJaneさんの頸部の可動域を評価することにしました。

Lesson 11の習得ポイント
☐ 首の前後屈／側屈／回旋の表現

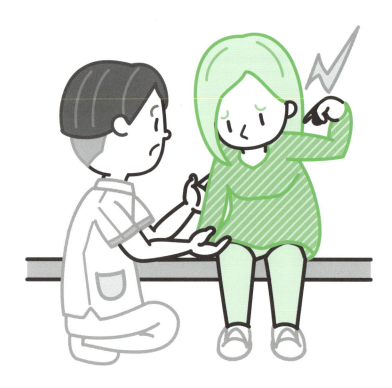

セラピストと患者の会話：**英語にしてみよう**

首を下に向けてください。
そのときに痛みが出たらやめてください

あ，ここで痛みが出ます。

どこに痛みが出るか教えてください

（指をさして）この辺りですね。

それ以上動かしたらどうなりますか？

うーん，痛くなりそうなのであまりやりたくありません。

わかりました。次は，首を反らせてみてください。

はい。これは今のところ特に痛くありません。

首を左側に回すのはどうですか？

痛みはありません。

セラピストと患者の会話：英語で聞いてみよう

 Bring your chin toward your chest and stop when you feel pain.

It starts to hurt at this position.

 Could you show me where you have pain?

(pointing up) It's right around here.

 What happens if you go any further?

Umm, I don't want to do it because it may hurt.

 OK.
Next, could you raise your head up toward the ceiling?

Sure. I don't have any pain at the moment.

 How about if you turn your head and look to the left?

I don't feel any pain.

英文法と英単語：これだけは覚えておこう

① Bring your chin toward your chest：首を下に向ける

　Bring A toward B で「A を B にもっていく」はさまざまな部位で応用できます。この場合は chin（あご）を chest（胸）へもっていく（近づける）よう指示しているので，結果的に下を向く（＝頸部の屈曲）ことになっています。このように，患者に動いてほしいときは直訳的に考えるのではなく「どの部位をどう動かしたらら結果的に望んだ動きになるか」ということを考えると表現の幅が広がります。

② It's right around here.：この辺りです。

　Around は「〜の周囲に」という意味ですから，here と組み合わせて「この辺り（この周辺）」になります。痛みを聞かれたときに「この辺りです」ということがよくあると思います。そのときに It's around here と表現しましょう。ちなみに「その辺り」なら It's around there. といいます。

③ What happens if...?：…するとどうなりますか？

　評価や治療でよく使う表現ですね。セラピストは「もしこうしたらどうですか？」など条件を変えて運動や治療を行うことがあります。そのときに What happens if...? が使えます。例えば What happens if you do not move it? は「もし動かさなければどうなりますか？」という意味です。今回の会話では If you go any further? ですので，「これ以上動くとどうなりますか？」となります。

④ Raise your head up toward the ceiling：首を反らせる

　「あなたの頭（your head up）」を「天井にむかって（toward the ceiling）」「挙げる（raise）」となり，結果的に首の伸展動作を行うことになります。Toward の代わりに and try to look at としてもいいかもしれません。英語の表現に正解はありませんので，人と違う表現をしてもそこまで神経質にならないことが大事です。

⑤ **At the moment**：今のところ

とてもよく使う表現です。問診や説明をしていて「今のところ質問はありませんか？」と言ったり，運動をしていて「今のところ大丈夫です」と答えるなど，さまざまな臨床場面でよく使われます。

よく使用される同意語として so far があります。どちらも「今のところ」という意味です。どちらを使用するかは好みです。

⑥ **Turn your head and look to the left**：頭を左側に向けてください（＝頭を左回旋してください）

回旋する（rotate）は少々専門的な単語ですので，別の表現も覚えておきましょう。Turn your head で「頭を回してください」となり，どの方向の回すのか指示するのに look to the left（左側に向かって）を追加します。もちろん look to the right とすれば「右側を向いてください」となります。

手

手の指，足の指それぞれに呼び名があります。意味と一緒に覚えてしまえば頭に残りやすいと思います。

人差し指は解剖学的には示指といいます。英語でも「示す」「指す」という意味の index finger, pointer finger と表現されます。注意したいのが，日本語では第2指といいますが，英語では first finger，人差し指から数えるからです。中指は「中間の」という意味の middle finger です。薬指は指輪をはめるので ring finger といいます。ちなみに，日本語の「薬指」は，昔，薬を塗るときや溶かすときにこの指を使ったとされていることからきているようです（※諸説あり）。小指は一番小さな指なので little finger, 小指用の指輪を pinky ring といいますね。

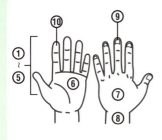

① 親指 thumb
② 人差し指 index finger / forefinger / pointer finger / first finger
③ 中指 middle finger / second finger
④ 薬指 ring finger / third finger
⑤ 小指 little finger / pinkie / pinky / fourth finger
⑥ 手のひら palm
⑦ 手の甲 the back of your hand
⑧ 手首 wrist
⑨ 爪 (finger) nail
⑩ 指紋 fingerprint

練習問題

Q1 「あご」という意味を表す単語は次のうちどれでしょうか。
(1) chin　　(2) chest　　(3) shoulder　　(4) ear

Q2 「首を横に傾けてください」となるように（　）を埋めましょう。
(　) your ear (　) your shoulder.

Q3 次の質問に対して最も適した答えを選びましょう。
Could you show me where you have pain?
(1) Yes, I have pain.
(2) I would rate the pain a 10.
(3) Pain, pain, go away!
(4) It's around here.

Q4 「さらに，もっと先に」という意味を表す単語は次のうちどれでしょうか。
(1) father　　(2) weather　　(3) feather　　(4) further

Q5 （　）内の単語を並べ替えて，患者に「それ以上動かしたらどうなりますか」とたずねましょう。
(any / what / you / if / happens / go / further)?

Q6 Ceiling の意味は次のうちどれでしょうか。
(1) 床　　(2) 天井　　(3) 壁　　(4) 窓

Q7 患者が …at the moment. と言っています。最も適した訳はどれでしょうか。
(1) 今のところ　　(2) ついに　　(3) 同時に　　(4) やっぱり

Q8 How about…? の意味は次のうちどれでしょうか。
(1) …はどうでしょう?　　(2) …はどこでしょう?
(3) …はどれでしょう?　　(4) …はいつでしょう?

Q9 Turn your head and look to the left. を日本語に訳してみましょう。

Q10 「痛みはまったくありません」はなんと言うでしょうか。
(1) I don't feel any pain.　　(2) I feel some pain.
(3) I can't take it anymore.　　(4) I can't stand it!

Lesson 12 評価

筋力を測定してみよう

タカヒロはJaneさんの膝関節伸展筋力を測定することにしました。
どのように指示したら伝わるでしょうか。

Lesson 12の習得ポイント
□ 抵抗をかけるときの表現

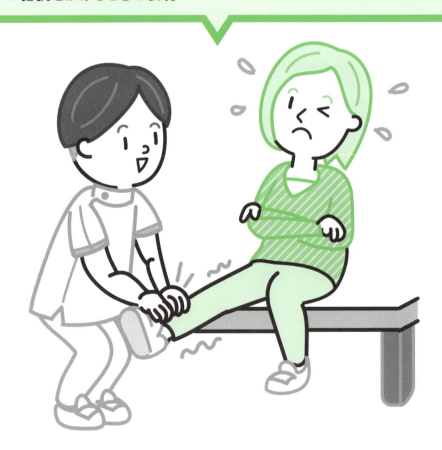

セラピストと患者の会話：英語にしてみよう

これからあなたの足の力がどれくらい強いのか検査します。
もし不快感があればすぐに教えてください。
では，このベッドに座り，腕を胸の前で組んでください。
そして右膝を伸ばしてみてください。

まったく問題ありません。

次に私が抵抗をかけますので，足が動かないようにしてください。

わかりました，頑張ります。

よくできていますよ。では反対の足も行いますね。
両方行って左右を比べます。

左足のほうが弱いと思います。

セラピストと患者の会話：英語で聞いてみよう

 Now, I would like to perform a test to see how strong the muscles in your legs are.
Please let me know right away if you have any discomfort.
Please sit down on the edge of the treatment table and cross your arms in front of your chest.
Then could you extend your right leg?

No problem.

 Next, I will push your right leg.
Try to resist and don't let me move your leg.

OK, I'll try it.

 You're doing fine. Now we'll do the same thing on your other leg. I need to assess both sides in order to compare them.

I guess the left side is weaker than the right side.

英文法と英単語：これだけは覚えておこう

① How strong：どのくらい強いか
強さの程度をたずねる表現です。筋力は muscle strength（もしくは muscle power）といいます。

② Right away：今すぐに
「今すぐに」は right away もしくは immediately と表現します。

③ Cross your arms in front of your chest：腕組みをしてください
Cross your arms over your chest. ということもあります。

④ Don't let me move your leg.：足が動かないようにしてください。
Let me move you. は直訳すれば「私に（あなたを）動かさせてください」ですが，それに Don't を加えて否定文にすることで「動かないでください」としています。ひとかたまりの表現として覚えましょう。

⑤ You're doing fine.：よくできていますよ。
とても便利な表現で，医療現場ではよく使われます。患者が頑張ってリハビリをしているとき，この表現を使って励ましましょう。

⑥ The left side is weaker than the right side.：左側のほうが右側より弱いと思います。
Be weaker than... は「...より弱い（比較級）」という表現です。医療者は左右差を比べることは多くありますので，ぜひ覚えておきましょう。「...のほうが強い」なら be stronger than... です。

前置詞

さまざまな前置詞があります。リハビリの場面を想定して考えてみましょう。

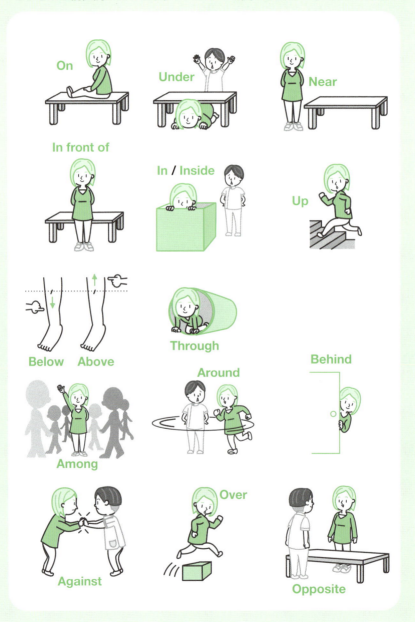

練習問題

Q1 「筋」という意味を表す単語は次のうちどれでしょうか。
(1) muscle　　(2) vein　　(3) nerve　　(4) skin

Q2 (　　)内の単語を並べ替えて，患者に「これからあなたの足の力がどれくらい強いのか検査します」と伝えましょう。
(strong / I / perform / the / are / a test / in / would / your legs / like to / how / muscles / to see).

Q3 right away の同義語を次から選びましょう。
(1) later　　(2) afterward
(3) eventually　　(4) immediately

Q4 Cross your arms in front of your chest. の日本語訳としてもっとも適切なものを下記から選びましょう。
(1) 腕相撲をする　　(2) 腕立てをする
(3) 腕組みをする　　(4) 腕に覚えのある

Q5 「押す（抵抗をかける）」という意味を表す単語は次のうちどれでしょうか。
(1) push　　(2) pull　　(3) draw　　(4) drag

Q6 「足が動かないようにしてください」と伝えましょう。

Q7 「両方検査して比べます」となるように (　　) を埋めましょう。
I need to assess (　　) (　　) in order to (　　) (　　).

Lesson 13 評価

触覚検査をしてみよう

Janeさんは足の感覚に左右差を感じているようです。
タカヒロはJaneさんの触覚検査をすることにしました。

Lesson 13の習得ポイント
☐ 感覚をたずねる表現

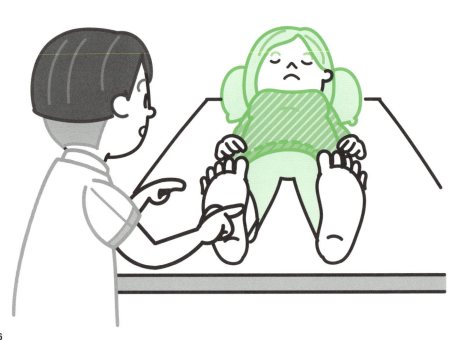

セラピストと患者の会話：**英語にしてみよう**

 今日は感覚検査を行います。

わかりました。

 はじめる前にお聞きしますが, 現在, なにか変な感覚はありますか？

いえ, 特にありません。

 いいですね。では検査の間, 目をつぶっていてください。

わかりました。

 私が触ったとき, 右足と左足で（感じ方に）違いはありますか？

右足の親指が変な感じです。

 どんな感じか説明できますか？

なにかが右の親指に覆いかぶさっているような感じです。

 わかりました。ありがとうございます。

セラピストと患者の会話：英語で聞いてみよう

 What I am going to do today is assess your sensory perception.

OK.

 Before starting the assessment, does anywhere on your body feel strange?

Actually, no, I don't have any places that feel strange.

 That's good.
Could you close your eyes during the assessment?

OK.

 Is there any difference between the right and the left side when I touch your feet?

I realized that the big toe on my right foot feels strange.

 Can you explain how it feels?

It feels like something is covering it.

 I understand. Thank you.

英文法と英単語：これだけは覚えておこう

① Before starting the assessment：検査をはじめる前に

「…の前に」という前置詞 before に starting the assessment を加えて「検査をはじめる前に」となっています。この表現はさまざまな場面で応用が効きます。例えば「治療をはじめる前に」なら Before starting the treatment，「治療終える前になにか質問はありますか」とたずねるときには Before finishing the treatment, do you have any questions? などと使えます。

② Feel：感じる

感覚のことを専門用語では（physical）sensory perception といいますが，患者には feel という動詞を使ってたずねるほうがベターでしょう。

③ Actually：実際には

とてもよく使われる表現です。日本語に訳せば「実際には，実は」となりますが，大きく2つの用法があります。
・事実認識，強調：Did you actually see him walking?（本当に彼が歩いているところを見たの？）
・否定，訂正：Actually, I'm not a doctor.（実は私は医師ではありません）
口癖のように多用する人がいるくらいよく聞く表現です。会話のリズムをつかんだり，相手にシグナルを出すなどの効果もあります。

④ That's good.：いいですね。

患者に対して「いいですね」というときはこのフレーズです。もし患者が（10代くらいに）若ければ，カジュアルな表現として cool（いいね）という表現もあります。

⑤ Close your eyes：目を閉じる

目は2つあるので，両目を閉じてほしいときには eyes と複数形にします。

⑥ Is there any difference between the right and the left side?：
右側と左側でなにか違いはありますか？

　左右差を比べるときに between the right and the left という表現はとても便利です。Is there... は「... がありますか？」という意味で，例えば Is there any problem? とすれば「なにか問題ありますか？」となります。

⑦ I realize (that)...：...だとわかる（気づく）

　単語の意味を直訳すると「... だと認識する（悟る）」といった意味になりますが，「... だとわかる（気づく）」という意味のほうがしっくりきます。I realized that I love you. は「私はあなたが好きだと（自分自身で）気づいた」という意味です。ここで患者が言っている I realized that the big toe on my right foot feels strange. は，右足の親指が変だと「自分自身で」気づいたというニュアンスをもちます。

⑧ Something is covering it.：なにかが覆っている。

　患者が感覚を説明するときによく使う表現です。患者に言われたときに理解できるようにしておきましょう。

練習問題

Q1 「感覚」という意味を表す単語は次のうちどれでしょうか。
(1) sensory perception (2) muscle strength
(3) range of motion (4) treatment

Q2 「検査をはじめる前に」という表現は次のうちどれでしょうか。
(1) before starting the assessment
(2) before starting the treatment
(3) before finishing the assessment
(4) before finishing the treatment

Q3 Could you close your eyes during the assessment? を和訳してみましょう。

Q4 「右側と左側でなにか違いがありますか？」となるように □ のなかから単語を選びましょう。
(　) (　) (　) (　) between the (　) side and the (　) side?

> left　right　front　back　there　that　this　is　was　does　any　difference

Q5 I realize... と同じ意味ではないものを下記から選びましょう。
(1) I notice...　　　(2) I recognize...
(3) I perceive...　　(4) I recommend...

Q6 Explain（説明する）という単語を用いて「どんな感じか説明できますか？」と英語でたずねましょう。

Q7 Cover の和訳として最も適切なのは次のうちどれでしょうか。
(1) 補助する　　(2) 覆う
(3) 介助する　　(4) すべてさらす

Lesson 14 評価

バランス検査を してみよう

Janeさんは歩行時のふらつきを気にしています。
タカヒロはJaneさんにバランス検査をすることにしました。

Lesson 14の習得ポイント
☐ 片脚立位,タンデムの表現
☐ 不安定,転ぶの表現

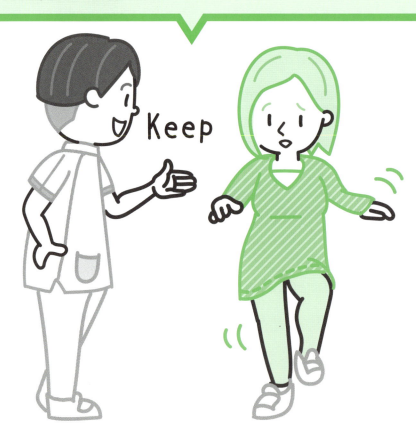

セラピストと患者の会話：英語にしてみよう

目をつぶって10秒間立てますか？

簡単です。

片足で立つことができますか？

少し不安定な感じはあるけど，大丈夫です。

タンデムで立つことはできますか？

タンデムってなんですか？

説明しますね。タンデムというのは，右足の親指を左足の踵につけるようにして立つということです。

とても難しいですね。転びそうです。

わかりました。
この結果を参考にして，理学療法のメニューを考えます。

セラピストと患者の会話：英語で聞いてみよう

 Would you close your eyes and keep standing like that for 10 seconds?①

That's easy enough.

 Next, can you stand on one foot?②

It feels a bit unstable, but I can do it.③

 Do you know how to do a tandem stand?

No, what's that?

 Let me explain. I would like you to stand with one foot behind the other,④ so that the big toe of the right foot is touching the heel of the left foot.⑤

Wow, that's so difficult. I almost fell down.⑥

 OK, that's enough. I am going to make a physiotherapy treatment plan for you based on the result of this exam.⑦

英文法と英単語：これだけは覚えておこう

① Keep standing like that for 10 seconds：10秒間そのままでいてください

「〜の状態を保つ」という意味の keep に for 10 seconds をつけて「10秒間（その姿勢を）保ってください」としています。

② Stand on one foot：片足で立つ

On one foot として「片足で」を表しています。なお，on foot には「徒歩で」という意味もあります。
・He went to school on foot.（彼は歩いて学校に行った）

③ Unstable：不安定な

「安定している」という意味の stable に「... でない」を表す接頭辞である un がついて「不安定な」という単語です。地面が凸凹していて不安定だったり，自身がふらふらして不安定に感じる場合でも使用することができます。

④ I would like you to...：私はあなたに...をしてほしい

I would like to... は「私が ... したい」ですが，相手になにかをしてほしい場合は would と like to... の間に「相手」を入れることで表現できます。「彼」になにかをしてほしいときは I would like him to... です。

⑤ The big toe of the right foot is touching the heel of the left foot：右足の親指に左足の踵をつける

ここでは「タンデム立位」を具体的に説明しています。実際の臨床場面ではこのように動作を説明することがよくあります。そのときは身体の部位や位置を使いながら説明することが有効です。

今回は「右足の親指（the big toe of the right foot）を左足の踵（the heel of the left foot）につける＝タンデム立位」です。このように身体の部位や位置関係を使用して表現する方法はとても有効です。ちなみにタンデムとは「継ぎ足」という意味です。

⑥ I almost fell down.：ほとんど倒れそうになった。

　　Fall down は「倒れる，転ぶ」です。セラピストの仕事の性質上，この表現はよく使用すると思いますので覚えておくと便利です。Almost は「ほとんど」ですので，今回は「ほとんど転ぶ＝もう少しで転ぶところだ」という意味になります。ちなみに「つまづく」は trip over/on と表現します。

⑥ Based on the result of this exam：この検査の結果に基づいて

　　検査や測定の結果により理学療法や作業療法のメニューを決めて提供することがよくあると思いますが，そのときに覚えておくと便利な表現です。

練習問題

Q1 「目をつぶって10秒間立てますか?」となるように ( ) を埋めましょう。
Would you close your eyes and (　　) (　　) (　　) (　　) (　　) (　　) ?

Q2 患者が That's easy enough. と言っています。和訳してみましょう。

Q3 「片足で立つことができますか?」と英語でたずねましょう。

Q4 unstable と同じ意味の単語は次のうちどれでしょうか。
(1) unsteady　　(2) unusual
(3) informal　　(4) umbrella

Q5 (　　) 内の単語を並べ替えて，患者に「このように立ってください」と伝えましょう。
(would / like / stand / I / you / like / this / to).

Q6 「足の親指」という意味を表す単語は次のうちどれでしょうか。
(1) thumb　　(2) big toe
(3) little toe　　(4) first finger

Q7 下記の英文を和訳しましょう。
Please stand so that the big toe of the right foot is touching the heel of the left foot.

Q8 「転倒する」という意味を表す表現は次のうちどれでしょうか。
(1) fall down　　(2) jump over
(3) spring up　　(4) take off

Q9 Based on the result of this exam の意味として最も適切なものを下記から選びましょう。
(1) この結果に基づいて　　(2) 見た目どおりの
(3) 結果と違って　　(4) 見た目と違って

Lesson 15 評価

歩行評価をしてみよう

Janeさんは歩行時のふらつきを気にしています。
タカヒロは引き続きJaneさんの歩行評価をすることにしました。

Lesson 15の習得ポイント
□ さまざまな歩行の表現

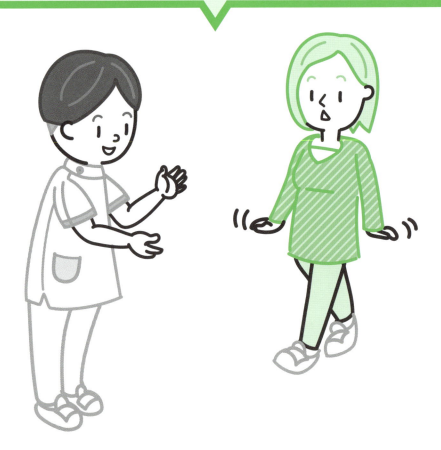

セラピストと患者の会話：**英語にしてみよう**

歩き方を見せてください

いつも通りの歩き方ですか？

そうです，それが今回の検査では大事です。

わかりました。

できるだけ速く歩いていただけますか？

これが限界ですね。

次に，後ろ向きに歩くことはできますか？
難しいかもしれませんが。

少し怖いです… できません。

難しい歩き方ですから，できなくても気にしないでください。

それを聞いて安心しました。

セラピストと患者の会話：英語で聞いてみよう

 Could you show me how you walk?

Should I walk the way I usually do? ①

 Yes, it is important for this assessment.

I see.

 Now, could you walk as fast as possible? ②

This is as fast as I can go.

 Next, can you try to walk backward? ③
I know it might be hard for you.

It's a bit scary... It is impossible for me.
④

 It's quite difficult, so don't worry about it.

I'm relieved to hear that.
⑤

英文法と英単語：これだけは覚えておこう

① The way I usually do：いつも行っているように
Way は「手段，方法」を意味し，The way A do/does B となると「AがBをする方法」になります。Usually も会話でよく出てきます。I usually walk twice a week.（私はたいてい週に2回は歩いています）といった具合です。

② As fast as possible：できるだけ速く
As ... as possible は「できるだけ ...」です。今回は as の間に fast が入っていますので「できるだけ（速度的に）速く」という意味になります。As soon as possible なら「できるだけすぐに＝できるだけ早く」という意味です。メールなどで Reply to me as soon as possible. と書いてあれば「できるだけ早く返事をください」となります。頭文字をとって ASAP と略されることもあります。

③ Walk backward：後ろ向きに歩く
「後ろ向きに」は backward といいます。「後ろ向きに歩いてください」はよく指示します。

④ It's a bit scary.：少し怖いです。
「怖がらせる」という動詞（他動詞）を使い，主語を I に代えて I'm so scared (to walk backward). としても同じ意味です。

⑤ I'm relieved to hear that.：それを聞いて安心しました。
頻出表現ですので覚えましょう。Relieved は「ほっとした，安心した」という意味の形容詞です。その後に to hear that...（... を聞いて）がつくことで「聞いて安心した」という意味になっています。医療従事者ならよく使ったり聞いたりする言い回しですよね。もっと簡単なところで I'm glad to hear that. という言い方もあります。Glad は「うれしい」，つまり「それを聞いてうれしく思う＝安心した」となります。I'm happy to hear that. でもほぼ同じ意味です。

歩行補助具

　歩行補助具は，筋力やバランスの低下などにより支えなしで歩くのが困難になった場合に使用します。たくさんの種類がありますが，日本語と英語が混同してしまって正しい表現がされてないものもよくあります。

杖：cane? crutch? stick?

　杖にはさまざまないい方があります。Cane は竹とか茎という意味があり，stick は棒切れという意味があります。比較的体重をかけずにすむような杖を指していうことが多いです。Crutch は杖全般に使われますが，松葉杖やロフストランド杖のように体重免荷量の多い杖に使われることが多いようです。

- 杖　　　　　　　　　　　cane
- T字杖　　　　　　　　　walking stick / T-handle cane
- 松葉杖　　　　　　　　　crutch / crutches
- ロフストランドクラッチ　forearm crutches
- 三点杖　　　　　　　　　tripod cane
- 四点杖　　　　　　　　　quadruped cane

車椅子：wheelchair

- 介助用車椅子　　　　　　manual wheelchair
- 電動車椅子　　　　　　　electric wheelchair / power wheelchair / motorized wheelchair

歩行器，歩行車：walkers

　臨床現場ではこれらの言葉が曖昧に使われている場面によく遭遇します。

　歩行器（walker）はその名の通り，左右のフレームの下端にゴムがついたもので，握り部分で体重を支持します。左右のフレームが交互に動かせるものもあります。四点歩行器やピックアップウォーカーなどとよばれてますね。

　歩行車（rollator, rolling walker）はフレームの下端に車輪あるいはキャスターがついています。四点歩行器の前側に車輪がついたものも歩行車に含まれます。

　シルバーカー（rollator with cart）はかごを備えたフレームの下に車輪がつき，かごの蓋が腰かけとして利用できるものです。厳密には歩行車に分類されますが，左右のフレームの中に身体が入らないものが一般的で，自立歩行ができる方を対象としているので介護保険の対象外です。

練習問題

Q1 「歩く」という意味を表す単語は次のうちどれでしょうか。
(1) weak　　　(2) work　　　(3) wake　　　(4) walk

Q2 「歩き方を見せてください」という意味を表す表現は次のうちどれでしょうか。
(1) Could you show me how you walk?
(2) Could you show me how you run?
(3) Could you show me how to cook?
(4) Could you show me how to work?

Q3 The way I usually do の和訳として最も適切なものを下記から選びましょう。
(1) いつもではないですが　　(2) いつも行っているように
(3) あなたが知っているように　(4) たいていは

Q4 Could you walk as fast as possible? を和訳しましょう。

Q5 方向を示す表現で「後ろに」という表現は次のうちどれでしょうか。
(1) forward　　(2) backward　　(3) slanting　　(4) sideways

Q6 「後ろ向きに歩く」という表現は次のうちどれでしょうか。
(1) walk backward　　　(2) run at a trot
(3) walk slowly　　　　(4) walk sideways

Q7 I know it might be hard for you. という文章で使われている might の訳として最も適切なものは次のうちどれでしょうか。
(1) ... してもよい　　(2) ... かもしれない
(3) ... するために　　(4) ... できるように

Q8 患者が It's a bit scary. と言っています。和訳しましょう。

Q9 患者が「できません」と言っています。最も適切なものは次のうちどれでしょうか。
(1) It's easy for me.　　　(2) It's possible for me.
(3) It's important to do.　(4) It's impossible for me.

Lesson 16 治療

ホームエクササイズを指導してみよう

Janeさんは運動が苦手です。タカヒロはJaneさんに運動回数や頻度もしっかり指導することにしました。

Lesson 16の習得ポイント
☐ 運動回数や頻度の表現

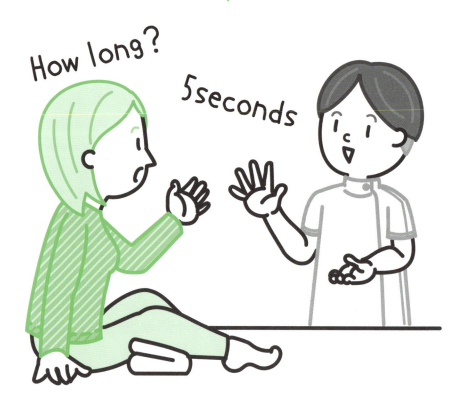

セラピストと患者の会話：英語にしてみよう

今から家で行ってもらう運動を教えますね。

よろしくお願いします。

はじめに長座位になって，膝の下にタオルを入れてください。そのまま膝の下でタオルを押しつけるように力を入れます。

何秒くらいですか？

5秒間お願いします。

何回くらいやればいいですか？

そうですね，5秒間を10回，それを1日3回できそうですか？

大変そうですね。でも頑張ります。

ただ，あまり頑張りすぎてもいけないので，無理しすぎないで。また，痛みが出たらやめてください。

セラピストと患者の会話：英語で聞いてみよう

 Now I'm going to explain the exercises that you should do at home.

OK.

 First, please sit on the floor with both legs extended, and put a towel under your knees. Then, push down on the towel without bending your knees.

How long should I keep pushing?

 Please keep pushing for five seconds.

How many times should I do it?

 Umm, do you think you can do it ten times during one session, and three sessions per day?

It sounds hard, but I can try it!

 Please don't overdo it. And you should stop if you have pain.

英文法と英単語：これだけは覚えておこう

① First：はじめに，第一に

この応用で「第二に」は second，「第三に」は third です。「最後に」は finally といいます。

② Sit on the floor with both legs extended：膝を伸ばして床に座る（＝長座位）

Sit on the floor で「床に座る」ですが，これだけでは体育座りになってしまうかもしれません。そこで with both legs extended を追加することで「両膝を伸ばした状態」で床に座ってもらう（＝長座位）ことができます。日本語とまったく同じ意味をもつ英単語が存在しないことはよくあります。そのときは組み合わせて表現するのです。

③ Under your knees：両膝の下に

「〜の下に」は under... です。今回は両膝の下にタオルを入れたいので put（置く）＋ a towel（タオル）＋ under your knees（両膝の下に）という構造になっています。「両膝」ですので，複数形の s をつけて knees となっています。

④ Without bending your knees：膝（関節）を動かさないで

Without bending your knees（膝を動かさないで），つまり「膝を伸ばしたままで」タオルを押しつけてくださいといっているのです。

⑤ How long should I...?：（私は）どれくらい...すべきでしょうか？

How long で「どれくらい〜」というのは知っている人も多いでしょう。Should I...? は「私は...すべきですか？」という表現ですので，それらを合わせることで，臨床においてよく使用する（または患者から聞かれる）表現となります。

例えば，患者が Should I do exercise every day? と言えば「毎日運動すべきですか？」です。そこに How long をつけて How long should I do exercise every day? とすれば「どのくらい（の長さ）運動をすべきですか？」となります。

⑥ **For five seconds**：5秒間
　　秒は second（s）です。1秒（one second）以上なら複数形の s をつけるのを忘れないようにしましょう。分は minute（s），〜時間は hour（s）です。

⑦ **How many times should I...?**：(私は)何回...すべきですか？
　　⑤の表現と似ていますが how many times を頭にいれると「何回すべきですか？」となります。

⑧ **Ten times**：10回
　　回数は times で表現します。5回は five times です。1回だけの場合は（Just）one time で通じます。

⑨ **Per day**：1日につき
　　「1日3回」であれば three times per day となり，「1週間に2回」であれば twice per week です。

⑩ **Please don't overdo it.**：無理しないでください。
　　よく使う表現です。このまま覚えてしまいましょう。

練習問題

Q1 患者に「今からエクササイズをしますよ！」と声かけしたいと思います。「今から」を表現する最も適切な表現は次のうちどれでしょうか。
   (1) Later (2) From now on
   (3) Never (4) Now

Q2 「長座位になって」となるように □ のなかから単語を選びましょう。
Please ( ) ( ) ( ) ( ) ( ) ( ) ( ) ( ).

> legs hip sit stand floor ceiling the extended
> with bended on in both

Q3 「膝の下にタオルを入れる」という意味になるように（　　）内の単語を並び替えましょう。
(under / your knees / a towel / put)

Q4 「膝を動かさないで」という意味になるように（　　）内の単語を並び替えましょう。
Then please push down on the towel (bending / your knees / without).

Q5 「5秒間」を次の選択肢から選びましょう。
   (1) for five seconds   (2) for five minutes
   (3) for five hours   (4) for thirty-five hundred million

Q6 「10回」を次の選択肢から選びましょう。
   (1) 10 times (2) 10 seconds (3) 10 percent (4) 10 people

Q7 「1日3回」を次の選択肢から選びましょう。
   (1) three times per week   (2) three times per day
   (3) three times per year   (4) three times per lifetime

Q8 患者に「無理しないでください」と伝えましょう。

Q9 患者に「痛みが出たらやめてください」と伝えましょう。

Lesson 17 治療

RICE処置を指導してみよう

Janeさんは患部が腫れて痛むようです。
タカヒロはRICE処置を指導することにしました。

Lesson 17の習得ポイント
- ☐ RICE処置のそれぞれの意味と単語
- ☐ 炎症に関連する表現

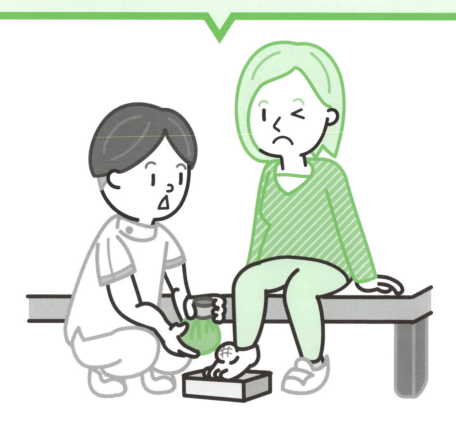

セラピストと患者の会話：英語にしてみよう

今日はRICE処置を行ってもらいます。聞いたことはありますか？

はい。応急処置のやり方の1つですよね？

そうです。Rは「安静」です。怪我をしてから24時間から48時間安静にすることが推奨されています。しかし，その後は少しずつ動くことが大事です。
Iは「冷却」です。冷やすことで炎症を防いだり，痛みを軽減します。

一日中冷やしておくべきですか？

20分冷やして，少し休んで，また冷やす，というのを繰り返しましょう。Cは「圧迫」です。これは腫脹を減らす目的で行います。

けがをした場所に，圧迫して血流を減らすということですか？

そうです。最後のEは「挙上」という意味ですが，なんのために行うかわかりますか？

うーん，患部を心臓より高くして，腫れにくくするためですか？

素晴しい！　よくご存知ですね！

セラピストと患者の会話：英語で聞いてみよう

 What I want you to do today is a treatment called "RICE". Have you heard of it?

Yes, I have. It's a type of first-aid for injuries, isn't it?

 That's right. "R" means Rest. Rest is recommended during the initial 24–48 hours after an injury, but it's important to be more active little by little after that. "I" is for Ice. Applying ice to the area should reduce inflammation and pain.

Should I apply ice all day long?

 No. Ice the area for 20 minutes and then stop for a while, and then put ice on it again, and continue repeating that cycle.
"C" means Compression. The purpose of compression is to reduce swelling.

If I remember correctly, that helps to reduce the flow of blood to the injured area. Is that right?

 Exactly. The last initial, "E", stands for Elevation. Do you know the purpose of elevation?

Umm, I think elevation prevents swelling by elevating the injured area above the heart, right?

 Outstanding! You know it quite well!

英文法と英単語：これだけは覚えておこう

① A treatment called "RICE"：RICEという治療
X called Y というかたちで「Y とよばれている X」という意味になります。

② First-aid：応急処置
救急箱は first-aid box といいます。

③ Be recommended：…が推奨される
「推奨する，勧める」という表現はセラピーの現場でよく使われます。Recommended の後に不定詞を伴うこともよくあります。例えば「杖を使用した方がいいですよ＝杖が今のところ推奨されますね」と言いたいときは It is recommended to walk with a cane for now. となります。

④ Initial：最初の, はじめの
これも頻出語彙です。いくか例文を挙げておきます。
- 最初の2週間は安静にしてください。: Please rest for the initial 2 weeks.
- 最初の反応に注意してください。: Please monitor the initial response carefully.

⑤ Inflammation：炎症
炎症を表す接頭辞は …itis といいます。単語の最後に …itis がついていたら，なんらかの炎症を表していると思って間違いありません。例としては関節炎（arthritis），肝炎（hepatitis），結膜炎（conjunctivitis）などがあります。

⑥ All day long：一日中
All day や the whole day でも同じ意味になります。

⑦ Swelling：腫脹, 腫れ
「腫れる」を表す動詞は swell です。Swollen という形容詞もよく使われ

ます。例えば swollen eyes（眼の腫れ）などです。

⑧ Purpose of...：...の目的

医療従事者は治療目的を定めたり，それを患者さんに説明することがありますが，そのときに使える表現です。ちなみに aim of や objective of ともいいます。

福祉用具

福祉用具は「心身の機能が低下し，日常生活を営むのに支障のある老人または心身障害者の日常生活上の便宜を図るための用具およびこれらの者の機能訓練のための用具ならびに補装具」と「障害者白書」で定義されています。
では，具体的にどのような用具があって，英語でどう表現するのでしょうか？

パーソナルケア関連用具
- ポータブルトイレ……………commode chair
- 補高便座………………………raised toilet seats
- しびん…………………………urinal
- 差し込み便器…………………bedpan
- おむつ用品……………………diapers and pads

ベッド関連
- 電動ベッド……………………electric bed, motorized bed
- ベッド用サイドレール………bedrails
- マットレス……………………mattress

入浴関連
- シャワーチェア………………bath chair, shower chair
- 滑り止めマット………………non-slip bath mat
- 入浴用担架……………………bathing stretcher
- 浴槽……………………………bathtubs

その他
- 手すり…………………………handrails
- スロープ………………………slope
- 移動機器………………………aids for personal mobility（詳細は p92「歩行補助具」参照）

練習問題

Q1 A treatment called "RICE" を和訳しましょう。

Q2 「応急処置」という意味を表す単語は次のうちどれでしょうか。
(1) first-aid　　(2) second-aid　　(3) third-aid　　(4) fourth-aid

Q3 「最初の」という意味を表す単語は次のうちどれでしょうか。
(1) final　　(2) initial　　(3) halfway　　(4) secondly

Q4 (　　) 内の単語を並べ替えて，患者に「杖の使用をおすすめします」と伝えましょう。
It (recommended / a cane / to / walk / is / with).

Q5 「炎症」という意味を表す単語は次のうちどれでしょうか。
(1) inflammation　　(2) burn　　(3) scald　　(4) recuperation

Q6 「一日中」という意味を表さない単語は次のうちどれでしょうか。
(1) all day　　(2) all day long
(3) the whole day　　(4) in the long day

Q7 「腫脹」という意味を表す単語は次のうちどれでしょうか。
(1) redness　　(2) heat　　(3) swelling　　(4) hurt

Q8 「血流」という意味を表す単語は次のうちどれでしょうか。
(1) the flow of blood　　(2) a blood type
(3) a blood vessel　　(4) a blood test

Q9 「目的」という意味を表さない単語は次のうちどれでしょうか。
(1) purpose　　(2) aim　　(3) objective　　(4) compromise

Q10 prevent の意味として最も適切なものは次のうちどれでしょうか。
(1) 防ぐ　　(2) ふさぐ　　(3) 招く　　(4) 行う

家族構成（family tree）

　問診，退院するときのサポート，介護などのサポートが必要になったとき，家族構成は大事な情報です。どのように表現するでしょうか。

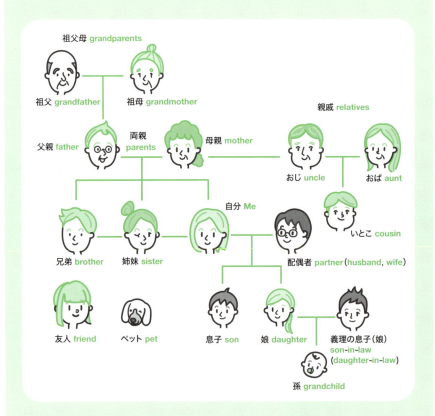

・姪は niece，甥は nephew といいます。
・子どもを意味するカジュアルな表現として kid もあります。
・兄弟姉妹は sibling です。兄（姉）は brother（sister）の前に older/elder/big などをつけて表現します。弟（妹）なら younger / little などをつけます。

ADL, 環境調整, 退院

Lesson 18 ADL

移乗動作の練習をしてみよう

Janeさんは椅子から車椅子への移乗がまだ上手くできません。
今日はタカヒロと練習することになりました。

Lesson 18の習得ポイント
☐移乗時の動作／介助表現

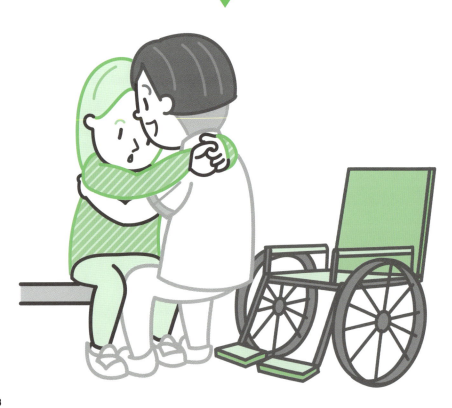

セラピストと患者の会話：英語にしてみよう

今日は椅子から車椅子への移動を，私がアシストしながら練習します。

はい，お願いします。

おしりをずらして，椅子の端に座れますか？

こうですか？

そうです。
普段立ち上がるときのように，足をおしりの下に置いてください。

はい。

いいですね。
腕を伸ばして，私の肩甲骨をつかむようにしてください。

わかりました。

安定させるために，私の両ひざであなたのひざを挟みますが，大丈夫ですか？

大丈夫です。

安全のために，もしなにか不快なことがあれば知らせてください。

セラピストと患者の会話：英語で聞いてみよう

 Today, we are going to practice moving from the chair to the wheelchair with my assistance.

OK.

 Can you shuffle your bottom toward the edge of the chair?

Like this?

 Yes. Please place your feet under your bottom like you usually do to stand up.

OK. Is this right?

 Yes, that's good. Now, please extend your arms and hold on to my shoulder blades.

OK.

 Is it OK if I hold your knee between my knees to stabilize us?

Yes, that's fine.

 For your safety, please tell me if anything is uncomfortable.

英文法と英単語：これだけは覚えておこう

① Practice ...ing：...を練習する
　練習は training を使うこともありますが，日常動作の習得に向けた練習においては practice を使うとよいでしょう。

② With assistance：介助しながら，アシストしながら
　With assistance（介助しながら／アシストしながら）と without assistance（サポートなしで／アシストなしで／自立して）はセットで覚えておきましょう。患者が一人でできるのか，誰かのサポートが必要なのか知りたいとき，Can you...?（〜することができますか？）だけではこちらの意図がきちんと伝わらないこともありますので，with（without）assistance を加えてたずねると親切です。With（without）support（サポートあり／なしで）も同じ意味です。

③ Shuffle your bottom：おしりをずらす
　「おしりをずらしてください」と指示を出すときには move your bottom も使えますが，臀部をもち上げるなど，より大きな動作が伴うときに使うことが多いでしょう。「少しだけ」前／後／横に動いてほしいときは shuffle を使います。また，shuffle は「臀部」に対して使うことが多いのですが，shuffle your arm（腕）/legs（足）という場合は，準備運動などで「ぶらぶらしてください」という意味になります。

④ Like...：...のように
　患者に動作をイメージしてもらうときに使える表現です。Like you always do（いつもしているように），like your brother（兄弟のように）など，さまざまな場面で活用できます。

⑤ Hold on to one's shoulder blades：肩甲骨をつかむ
　椅子からの移動の際，患者に腕を伸ばしてセラピストの肩甲骨をつかんでもらう場面です。肩甲骨は scapula ですが，患者には shoulder blades（直訳すると「肩の羽」）と言ったほうが理解してもらいやすいでしょう。マニュアルハンドリング（移乗動作介助）は，セラピストの安全のためにも，

人力だけで行うことは避けましょう。患者の体格なども考慮して，適切な補助具（ベルトを装着するなど）を使いましょう。

⑥ Is it OK if...?：...して大丈夫ですか（するとどうですか）？

　If... は仮定を表す接続詞です。Is it OK? は「大丈夫ですか？（いいですか？）」ですので，組み合わせると「（もし私が）〜するとどうですか？」となります。これはさまざまな場面で使用することができます。

⑦ For your safety：安全のために

　セラピストは患者の安全を考慮して施術・指導を行っていることを，患者に直接的に伝えてあげることが大事です。そうすることで患者はその動作に対してより意識をもって取り組んでくれるでしょう。

⑧ Uncomfortable：不快な

　Comfortable は「快適な」という意味ですが，その対義語として uncomfortable があります。セットで覚えておきましょう。

練習問題

Q1 「車椅子」という意味を表す単語は次のうちどれでしょうか。
(1) wheelchair　　(2) handrail　　(3) rollator　　(4) walker

Q2 患者と移乗動作の練習をします。「今日は椅子から車椅子への移動を私がアシストしながら練習します」となるように□のなかから単語を選びましょう。
Today, ( ) ( ) ( ) ( ) ( ) ( ) from the ( ) to the ( ) with ( ) ( ).

> to wheelchair my practice are chair going
> assistance moving we

Q3 「おしり」という意味を表す単語は次のうちどれでしょうか。
(1) thigh　　(2) bottom　　(3) shin　　(4) knee

Q4 患者に少しだけおしりをずらしてほしいときの表現として、最も適したものを選びましょう。
(1) move your bottom　　(2) shuffle your bottom
(3) lift your bottom　　(4) sway your bottom

Q5 「あなたがいつもしているように」となるように単語を1つ選びましょう。
(love / like / get / fond) you always do.

Q6 移乗の際、患者に Please extend your arms and hold on to my shoulder blades. と指示しました。なんと言ったか和訳してみましょう。

Q7 「私の両膝であなたの膝をはさみます」となるように□のなかから単語を選びましょう。
I will ( ) ( ) ( ) between ( ) ( ).

> your my knees knee hold

Q8 「安全のために」という表現として最も適したものを選びましょう。
(1) for your benefit　　(2) for your safety
(3) safety is not absolute　　(4) to be with you

Q9 「不快な」という意味を表す単語は次のうちどれでしょうか。
(1) uncomfortable　　(2) pleasure　　(3) comfortable　　(4) calm

Lesson 19 ADL

食事の評価と指導をしてみよう

Janeさんは最近手に力が入りにくく,
食べこぼしが増えていることを心配しています。
タカヒロは食事の評価をすることにしました。

Lesson 19の習得ポイント
☐ 食事の一連の動作表現

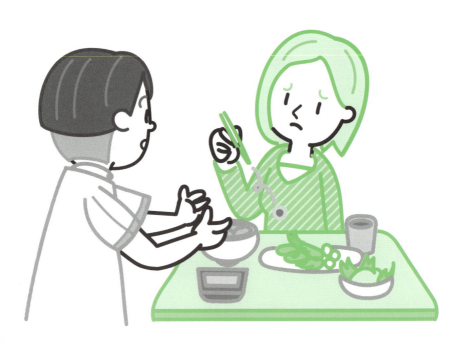

セラピストと患者の会話：英語にしてみよう

ご自宅での食事はいかがですか？

娘によると，食べ物をこぼすことが増えているみたいです。

今日は食事の評価をします。
普段どのように食べているか見せてもらえますか？

わかりました。

お箸を使って食べますか？

はい。フォークやスプーンで食べることもあります。

今日の評価ではお箸を使ってみましょう。

ゆっくりですので時間はかかりますが，使えます。

左手でお皿を持つことはありますか？

こぼすことが多いので，いつも大皿を使っています。
大皿ですから重くて持てないんです。

わかりました。では，小皿を使ってみましょう。
左手でお皿を持って口に近づけて食べてみましょう。

セラピストと患者の会話：英語で聞いてみよう

 How are you doing with eating at home?

According to my daughter, I've been dropping my food more frequently.
①　　　　　　　　　　　　　②

 I'm going to assess your eating today. Could you show me how you normally eat?
　　　　　　　　　③

All right.

 Do you use chopsticks?

Yes. And I sometimes use a fork and spoon.

 We shall use chopsticks for today's assessment.
　　　　　　　　　　　　　④

It takes time since I'm quite slow, but I can use them.

 Do you ever hold the plate with your left hand?
　　　　　　　⑤

I usually use a large plate since I often drop my food. The large plate is too heavy to hold.
　　　　　　　　　　　　　　　②

 I see. Let's try using a smaller plate.
Please use your left hand to bring the plate closer to your mouth.
　　　　　　　　　　　　　　　　　　⑥

英文法と英単語：これだけは覚えておこう

① According to...：...によると

よく耳にする言い回しです。ほかに according to a report（報告によれば），according to the assessment results（評価結果によると）といった使われ方をします。According to は使わず，シンプルに My daughter says... などと言い換えることもできます。

② Drop my food：食べ物をこぼす

「食べ物をこぼす（落とす）」は drop (one's) food という表現になります。しかし「水をこぼす」というときは spill water となります。また，固形物ではあっても，パンくずなどを落とすときは spill crumbs といいます。

③ Assess：評価する

Assess は専門的指標や評価法に照らして評価が行われるときや，長期間複数回に渡って患者の状況を評価するときに使われます。同じく「評価する」と訳せる単語に evaluate がありますが，こちらは治療後の結果や成果を総体的に評価するときによく用いられます。

④ ...'s assessment：...の評価

「今日の会議」を today's meeting などといいます。...'s assessment を丁寧にいうなら「今日（昨日／先週）実施した評価」= the assessment we conducted today（yesterday/last week）となるでしょう。

⑤ Hold ... with one's hand：...を手で持つ

「お皿を持つ」以外にも「立ち上がるときにテーブルで体を支える（hold the table with your hands when standing up）」など，さまざまな状況で用いることができる便利なかたちです。

⑥ Closer to...：...に近づける

Close は「閉める」という意味の動詞もありますが，ここは「近い」という意味の形容詞です。「近い」を意味する close は，bring, come, stay, move などといった動詞と一緒に使われることが多いです。なお, close は動詞と形容詞では発音が違うことに注意しましょう。動詞（閉める）の close は「クローズ」, 形容詞（近い）の close は「クロース」です。

スープを飲む：drink と eat どっちが正しい？

　スプーンなどを使って食べるときは基本的に eat を使います。したがってヨーグルトやシチューなども eat になります。Drink はカップやグラスに直接口をつけて飲む場合に使用します。例えば, コーヒーやジュースなどです。
　では, スープがカップに入っている場合は…？　この場合は drink を使って OK とされます。お味噌汁はお椀に直接口をつけますが, 具を箸で食べるので eat になりますね。ちなみに「薬を飲む」は take を使用します。

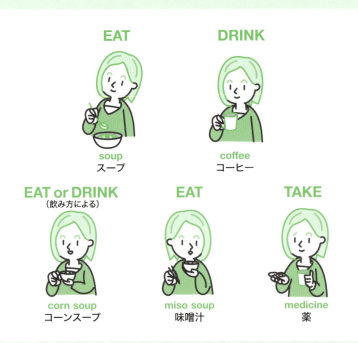

練習問題

Q1 自宅での食事の評価をするときに最も適切な表現は次のうちどれでしょうか。
(1) How often do you go out?
(2) How well are you sleeping at home?
(3) How are you doing with eating at home?
(4) What do you do on weekends at home?

Q2 According to a report と同義で使われる表現は次のうちどれでしょうか。
(1) a report shows that...　(2) regarding...
(3) only at this time　(4) report, contact, consultation

Q3 「水をこぼす」という表現は次のうちどれでしょうか。
(1) splash water　(2) spill water
(3) throw water　(4) spoon up water

Q4 I'm going to assess your eating today. を和訳しましょう。

Q5 「お箸」を表す単語は次のうちどれでしょうか。
(1) spoon　(2) fork　(3) knife　(4) chopsticks

Q6 「今日の評価」を表す表現は次のうちどれでしょうか。
(1) today's assessment　(2) yesterday's assessment
(3) last week's assessment　(4) tomorrow's assessment

Q7 (　　) 内の単語を並べ替えて，患者に「左手でお皿を持つことはありますか？」とたずねましょう。
(your / the plate / you / ever / hold / do / left / with / hand)?

Q8 I usually use a large plate since I often drop my food. を和訳してみましょう。

Q9 Use your left hand to bring the plate closer to your mouth. と同じ意味で使われている close は次のうちどれでしょうか。
(1) close the window　(2) close your eyes
(3) close to my bed　(4) close a hole

Lesson 20 環境調整

適切な歩行補助具を選択してみよう

Janeさんは足に痛みがあるので,歩行補助具を使うことになりました。タカヒロはJaneさんに合った歩行補助具を選ぶことにしました。

Lesson 20の習得ポイント
- ☐ 患者の状態を確認する表現
- ☐ 2つのうちどちらか1つを選ぶ表現

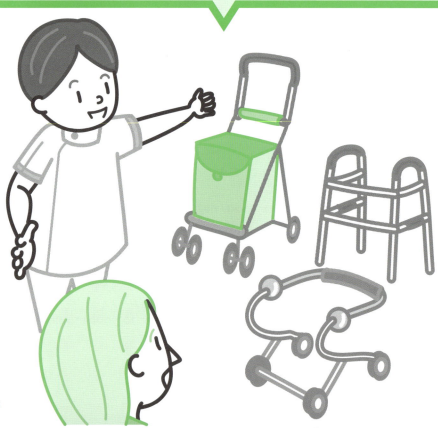

セラピストと患者の会話：英語にしてみよう

 私が知っておくべき痛みはありますか？

足に少し痛みがあります。

 特になにが難しいですか？

長距離を歩くのが徐々に大変になってきました。

 わかりました。ご覧のとおり，興味をもってもらえそうなたくさんの歩行車があります。

使ってみてもいいですか？

 もちろんです。ハンドルを握るか下に向けて押すことでブレーキがききます。

少し固いですね。

 このハンドルはボールが付いているので，握るのが楽かもしれませんよ。

はい，ないよりはましですね。

 これを使えばより歩くときに安心できるはずです。

セラピストと患者の会話：英語で聞いてみよう

 Do you have any pain I should be aware of?

Yes, I have some pain in my legs.

 What particular difficulties are you having?

Walking for a long distance is getting a little difficult.

 OK. As you can see here, there are many types of walkers you might be interested in.

I see. Can I try one?

 Sure. You can brake by either squeezing or depressing the hand grips.

It's a bit hard to squeeze.

 This grip has balls on it, which make it easier to squeeze.

Yeah, that does make it easier.

 I'm sure that will be safer when walking.

英文法と英単語：これだけは覚えておこう

① I should be aware of...：
私が知っておくべき.../注意しておくべき...

　治療や施術を行う前などに，患者の容体を確認するときに使えます。初診の患者については，カルテや書類に書いてない外傷（injury），病気（illness），痛み（pain）がある可能性が高く，カウンセリングがとても重要です。I should be aware of... は情報収集に適した表現といえます。

② What particular...：特になにが...

　この会話では現在進行形の are you having を用いて「特に難しいことはなんですか？」とたずねていますが，これは「今」感じている困難を話してもらうための問いかけです。ここでは「特に困難なこと（difficulties）」をたずねていますが，difficulties の代わり interest（興味）や worries（心配事）などを使ったフレーズも多いです。

③ A long distance：長距離

　短距離なら a short distance となります。

④ You might be interested in...：...に興味があるかもしれない

　治療法や補助具の使用を患者に提案するときに便利な表現です。患者の意向が明らかでない状況では，「〜するべき」を意味する should ではなく，意向を探る目的で might be interested in（興味があるかもしれない）を使えるとよいでしょう。

⑤ Can I try...?：...を試していいですか？

　患者が Can I try...? と言ったら，それは治療などに対して前向きな証拠です。また，Shall we try...?（〜しませんか？）はセラピストが患者を促すときに便利な表現で，患者の気持ちを後押しできます。

⑥ Either A or B：AかBのどちらか

　Either は「2つのもの（動作）のうちから1つを選択したどちらか1つ」，

もしくは「どちらでも」という意味です。「どちらも〜でない」と否定する場合は，neither A nor B という表現になります。

⑦ Squeeze：握る

Squeeze は「握る」「（両側から）強く押しつける」のようなニュアンスになります。この単語はとても便利で，例えば手でボールを握ってもらう内在筋のトレーニングや，ボールを股の間に挟んでそれを潰すような内転筋群の筋力トレーニングを行うときに Squeeze this ball. と指示します。

⑧ When ...ing：...するとき

この when は「〜するとき」という意味の接続詞なので，本来であれば後に SV 構造を従えます。例をいくつか挙げてみましょう。
- 歩くとき　　　　：when you walk
- 着替えるとき：when you change your clothes
- 杖を使うとき：when you use a cane
- 料理するとき：when you cook

しかし，ここではシンプルな ...ing（動名詞）にしているのがポイントです。
- 歩くとき　　　　：when walking
- 着替えるとき：when changing your clothes
- 杖を使うとき：when using a cane
- 料理するとき：when cooking

when S V... のほうが丁寧ですが，会話のなかで連発すると患者に心理的な負担をかける可能性もあります。動名詞（when ...ing）を使えると上級者で，患者さんとの会話をよりシンプルかつスムースに進めることができます。

練習問題

Q1 「私が知っておくべき痛みはありますか？」という表現は次のうちどれでしょうか。
(1) I have nothing to do.
(2) Do you have any pain I should be aware of?
(3) Do you mind?
(4) Is it my responsibility?

Q2 患者は困っていることがあるようです。「特に困っていることはなんですか？」となるように（　）を埋めましょう。
（　）（　）difficulties are you having?

Q3 患者は「長距離」を歩くことに不便を感じているようです。次のうち「長距離」を表す表現は次のうちどれでしょうか。
(1) an intermediate distance　　(2) a medium distance
(3) a short distance　　(4) a long distance

Q4 「興味をもってもらえそうな」となるように，（　）の単語を並び替えましょう。
There are many types of walkers (in / you / interested / be / might).

Q5 セラピストの提案に患者が興味をもって「試したい」と言ってくれました。このときの患者の発言は次のうちどれだったでしょうか。
(1) Can I try one?　　(2) I don't believe this.
(3) You should do it.　　(4) I'm very worried.

Q6 「握る」という表現は次のうちどれでしょうか。
(1) crush　　(2) squeeze　　(3) pinch　　(4) pick

Q7 「もちろん」という意味を表す単語は次のうちどれでしょうか。
(1) Not sure　　(2) Sure.　　(3) Why?　　(4) No way!

Q8 「固い（硬い）」という意味を表す単語は次のうちどれでしょうか。
(1) fast　　(2) soft　　(3) hard　　(4) cold

Q9 「歩いているとき」という表現は次のうちどれでしょうか。
(1) when walking　　(2) what walking
(3) why walking　　(4) where walking

Lesson 21 環境調整

自宅のトイレを改修してみよう

タカヒロは，Janeさんが自宅トイレで立ち上がることができるか，実際に自宅に行って調査することにしました。

Lesson 21の習得ポイント
- □ 〜をしたことはありますか？ の表現
- □ さまざまな福祉用具の表現

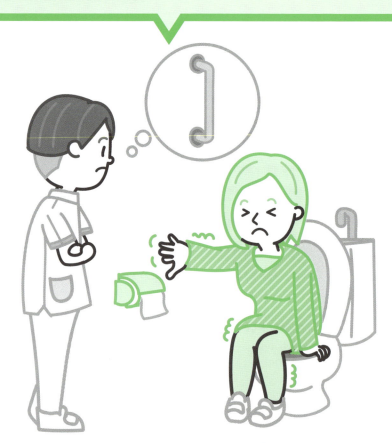

セラピストと患者の会話：**英語にしてみよう**

 普段使われる2階のトイレを見せてもらいますね。

もちろんです。このトイレは立ち上がるのが大変なんです。

 便座がとても低そうに見えますね。

はい。とても億劫です。

 今までになにか補助具を使ったことがありますか？

いえ，なにも使ったことがありません。

 1つの選択肢として，便座を高くするための補高便座があります。

見た目は普通ですね。金額は高いですか？

 安いものもありますよ。あわせて手すりも検討していきましょう。

セラピストと患者の会話：英語で聞いてみよう

 Please let me check your main toilet upstairs.

Sure. After I sit down, it is difficult to stand up again.

 It seems the toilet seat is quite low.

Yes, it's very troublesome.

 Have you ever used any support equipment for the toilet?

No, never. What kind of equipment?

 Well, as one option, there is an item called toilet seat riser.

That seems helpful, but are they expensive?

 There are some cheaper types available. We can consider installing handrails, too.

英文法と英単語：これだけは覚えておこう

① Please let me...：...させてください

患者に物事を依頼する際のより丁寧な表現として Could you / Would you...? がありますが、患者と信頼関係が築けている場合は、よりカジュアルな Please let me... を使ってもよいでしょう。

トイレや排泄はデリケートなテーマですので、患者の気分が重くならないようにしなければなりません。丁寧な表現もさることながら、話しやすい環境や雰囲気を整えることが大事です。

② It seems...：...のようだ

It seems the toilet seat is quite low. では「トイレシートがとても低い」に seem の意味をつけて、トイレシートがとても低いようだ（に感じる）となります。It seems to be difficult. であれば「難しそうだ」となります。It looks... は実際に「見ている」ものを表現するときに使用していますが、it seems... は「感じている、思っている」ことを表現するのに使用しますので、その使い分けを覚えましょう。

③ Have you ever...：...をしたことはありますか？

患者の過去について「これまでに...をしたことはありますか？」と聞くときは ever をつけた表現を使います。現在について聞きたいときは Are you using any support items at the moment?（今のところ）や Have you been using any support aids recently?（最近）などをつけると、患者も時系列に沿って話がしやすくなるでしょう。

④ As one option：1つの選択肢として

補助具をレンタル・購入することに抵抗を感じる患者も多くいますので「複数の選択肢があるなかで、これも1つのアイデアです」と伝えるときに使用します。

患者が他の補助具にも興味をもっているならば another option is...（他の選択肢としては...）も使ってみましょう。

⑤ Toilet seat riser：補高便座

立ち上がりやすくするために座面を高くする補高便座で，raised toilet seat ともいわれます。

トイレってなんていうの？

海外に行ったときに「トイレはどこですか？」が伝わらなくて困った経験があります（Where is the toilet? といったら困った顔をされました）。Toilet には便器という意味もあり，「便器どこ？」と取られてしまいます。通じるとは思いますが，公共の場ではちょっと変ですね。

日本でもトイレは「化粧室」「お手洗い」なんて言い方をしますね。英語でも家やホテルのトイレは bathroom という場合が多いです。ほとんどの家でトイレとお風呂が一緒にあるからです。ほかにも powder room（化粧室），restroom（休憩室），lavatory（洗面所，手洗い場）といった言い方があります。公共の場所では restroom が一般的かもしれません。

ちなみに日本でよくみる WC という表記は water closet の略です。「水洗便所」という意味ですが，便器そのものを指すイメージが強いです。

英会話での笑い話によく出てくる表現に Can I borrow the toilet? があります。Borrow は借りるという意味で，直訳すると「便器を（はがして）借りてもいいですか？」になってしまいます。「トイレはどこですか？」は Where's the bathroom?，「トイレを貸してください」は Can I use the restroom? などと言うのがいいでしょう。

練習問題

Q1 「トイレ」という意味ではないのは次のうちどれでしょうか。
(1) toilet　　(2) bathroom　　(3) rest room　　(4) dressing room

Q2 「2階」という意味ではないのは次のうちどれでしょうか。
(1) upstairs　　　　　(2) downstairs
(3) second floor　　　(4) second story

Q3 「トイレを見せてください」となるように（　　）内を埋めましょう。
Please (　　) (　　) check your main toilet .

Q4 患者はトイレを使うことが困難になっているようです。患者はなんと言っているのでしょうか？　次の選択肢のなかから選びましょう。
(1) It's a deal.　　　　　(2) It's secure.
(3) It's troublesome.　　(4) It's up to you.

Q5 「今までになにか補助具を使ったことがありますか？」となるように（　　）内を埋めましょう。
(　　) (　　) (　　) used any support equipment?

Q6 次の選択肢から「補高便座」を選びましょう。
(1) toilet seat warmer　　(2) toilet seat cushion
(3) toilet seat cover　　　(4) toilet seat riser

Q7 「手すり」いう意味を表す単語は次のうちどれでしょうか。
(1) handrail　　(2) armchair　　(3) handcuff　　(4) railroad

Q8 As one option の意味として最も適切なものを選びましょう。
(1) 1つの選択肢として　　(2) 付属して
(3) 他の選択肢は　　　　　(4) 追加するとしたら

Q9 「値段が高い」という意味を表す単語は次のうちどれでしょうか。
(1) cheap　　(2) expensive　　(3) inexpensive　　(4) popular

Lesson 22 退院

退院後の生活指導をしてみよう

Janeさんは無事退院することになりましたが、不安な表情をしています。タカヒロは心配事をたずねました。

Lesson 22の習得ポイント
☐ 家事に関する単語
☐ 心配事を聞く表現

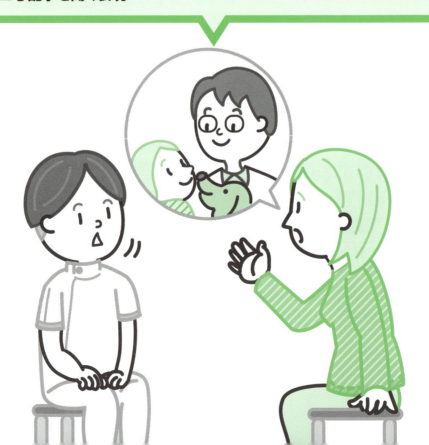

セラピストと患者の会話：**英語にしてみよう**

退院に向けて準備が進んでいますが，家事など日常の生活で心配なことはありますか？

はい，いろいろと心配です。

心配事はなんですか？

自分の体調管理をしながら，家族の世話をするのは大変そうです。

よくわかります。サポートしてくれるご家族はどなたですか？

主人と両親，友人も手伝ってくれると思います。

事業所の職員もサポートしますので，安心してください。

ありがとうございます。

ときどきハビリテーションに来てください。

どのくらいの頻度でくればいいですか？

週に2回程度来てください。

セラピストと患者の会話：英語で聞いてみよう

As you know, you'll soon be ready to go home. Is there anything you are worried about, such as managing household tasks?
①

Yes, I do have some worries.

What are you worried about?
②

I might find taking care of the house and my family challenging while managing my medical condition.
③

I see what you mean. Which members of your family do you think can support you at home?
④

My husband, my parents, and my friends will support me.

Workers from the health agency will also support you, so please don't worry too much.
⑤

Thank you.

Please come here occasionally.
⑥

How often should I come here?
⑦

Please come here twice per week.
⑧

英文法と英単語：**これだけは覚えておこう**

① Household task：家事

「家事」は household task，「主婦／主夫」は housewife/house husband です。「家事をこなす」は manage household tasks といいます。

② What are you worried about?：心配事はなんですか？

患者の心配事や不安の思っていることを聞き出すための質問として，よく使う表現です。Do you have any problems? も日常会話でよく使われますが，problem（問題）は患者の感情に強い，ネガティブなインパクトを与える可能性もあるため，worry（心配）や difficulty（難しいこと）など少し柔らかい表現がいいでしょう。

③ Find... challenging：...を大変難しい（課題，困難）と感じる

「〜が大変難しいと感じる」という意味ですが「能力が試される」「困難だがやりがいがある」という意味もあります。患者が find it challenging と表現したら「難しいが，自分にとって重要なことだから達成したい」という気持ちが背景にあることを理解しましょう。このレッスンの患者の発言には「自分の体調管理と家族の世話の両立は難しいが，自分にとっては重要なこと」という意味が込められています。

④ I see what you mean.：よくわかります。

患者に賛同するときに使う表現です。ほかに It's clear to me.（よくわかります）や，I hear what you're saying.（おっしゃっていることはわかります）という表現なども使って，セラピストが患者に寄り添って，相手のことを理解しようとしていることを強調しましょう。

⑤ Health agency：事業所

国や分野によって「事業所」にはさまざまな単語が存在します。health agency, support agency, care service, health service といった表現がありますので，自身の専門領域で使われる単語を調べましょう。

⑥ Occasionally：ときどき

「ときどき」といえば sometimes を思い浮かべると思いますが，もう少し丁寧な単語として occasionally があります（on occasion とも表現します）。Sometimes でも間違いではありませんが，どちらも覚えておくことで，より表現の幅が広がります。英語の表現の答えは一つではありませんので，いろいろと覚えておきましょう。

⑦ How often should I...?：(私は)どの程度の頻度で〜すべきでしょうか？

Lesson 16で How long...? と How many times...? を学びましたが，ここでは How often...? を覚えましょう。How often should I...? で「どの程度の頻度で ... すべきでしょうか？」と表現できます。

⑧ Twice per week：1週間に2回

Twice は「2回」という表現で，per week は「週につき」という意味です。Lesson 16で per day が出てきましたが，それを「週」にしたものです。よって「1カ月につき2回」であれば、twice per month になることがわかると思います。このように組み合わせて次第でいろいろと表現ができますので，per day/per week/per month/per year などを使えるようになると，患者に指示を出しやすくなります。ちなみに per の代わりに a を使用することもあります（例：twice a week）。意味はほぼ同じです。

★数の数え方の表現
・once：1回
・twice：2回
・three times：3回
・four times：4回
・five times：5回
※3回目以降は数字に times をつける

練習問題

Q1 「退院」という表現ではないのは次のうちどれでしょうか。
(1) discharge from the hospital　(2) leaving the hospital
(3) release from the hospital　(4) admission to the hospital

Q2 「家事」を表す単語は次のうちどれでしょうか。
(1) homework　(2) household tasks
(3) housewife　(4) a fire

Q3 「心配事はなんですか？」となるように（　）から単語を選びましょう。
(What / Why)（are / do）（I / you）（worried / encouraged) about?

Q4 「自分の体調管理をしながら家族の世話をするのは大変そうです」となるように□のなかから単語を選びましょう。
I might (　) (　) (　) (　) the house and my family (　) (　) (　) (　) (　) (　).

| find | my | care | while | medical | taking | condition | of |
| challenging | managing | | | | | | |

Q5 患者の心配事に「よくわかりますよ」と寄り添いたいときの表現として最も適切なものを選びましょう。
(1) I see what you mean.　(2) That is wrong.
(3) Do as you like.　(4) That's too bad.

Q6 「夫」という意味を表す単語は次のうちどれでしょうか。
(1) friend　(2) parents　(3) husband　(4) sister

Q7 Support の訳ではないのは次のうちどれでしょうか。
(1) 手助け　(2) 手伝い　(3) 介助　(4) 運動

Q8 介護や医療分野の「事業所」という意味ではないのは次のうちどれでしょうか。
(1) Health agency　(2) Support agency
(3) Care service　(4) Research center

Q9 「心配しないでください」という表現は次のうちどれでしょうか。
(1) Don't worry.　(2) Don't hurry.
(3) You must be kidding.　(4) You must be joking.

整容 Personal hygiene

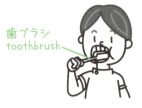
歯ブラシ toothbrush
磨く brush your teeth

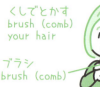
くしでとかす brush (comb) your hair
ブラシ brush (comb)

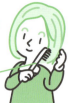

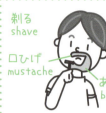
化粧をする put on your makeup
剃る shave
口ひげ mustache
あごひげ beard

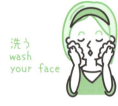
洗う wash your face

更衣 Dressing yourself

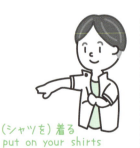
(シャツを) 着る put on your shirts
(セーターを) 脱ぐ take off your sweater

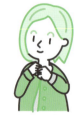
ボタンを留める fasten (button) your buttons

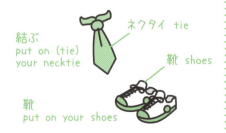
結ぶ put on (tie) your necktie
ネクタイ tie
靴 shoes
靴 put on your shoes

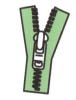
ファスナーを上げる (下げる) zip up (unzip) your zipper

トイレ Go to the bathroom (restroom)

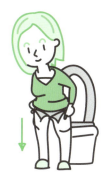

（ズボンを）下げる
pull down your pants

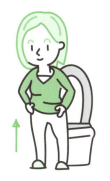

（ズボンを）上げる
pull up your pants

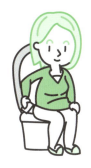

（おしりを）拭く
wipe your bottom

入浴 Bathe yourself

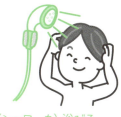

（シャワーを）浴びる
take a shower

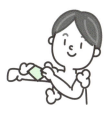

（体を）洗う
wash your body

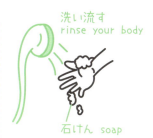

洗い流す
rinse your body

石けん soap

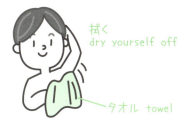

拭く
dry yourself off

タオル towel

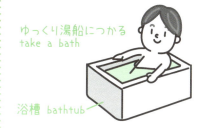

ゆっくり湯船につかる
take a bath

浴槽 bathtub

食事 Eat a meal

 蓋を開ける open the lid
蓋を閉める close the lid

 箸を使う use (eat with) chopsticks
持つ hold a bowl

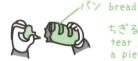 パン bread
ちぎる tear off a piece of...

 スプーンを使う use (eat with) a spoon

 残す leave some food uneaten

 (スプーンを口に) 運ぶ bring the spoon to your mouth

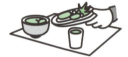 食事を並べる put (set) a plate on the table

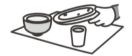 片づける clean the dishes (table)

炊事 Cook a meal

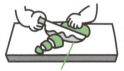 切る chop the food
持つ hold the food
包丁 kitchen knife

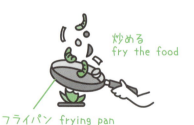 炒める fry the food
フライパン frying pan

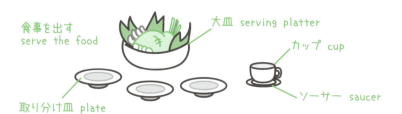 食事を出す serve the food
大皿 serving platter
カップ cup
ソーサー saucer
取り分け皿 plate

掃除 Clean the House

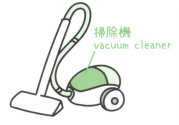

掃除機
vacuum cleaner

(カーペットに) 掃除機をかける
vacuum the carpet

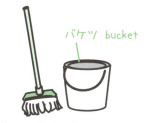

バケツ bucket

(床を) モップがけする
mop the floor

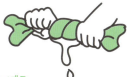

(雑巾を) しぼる
wring out the dust cloth

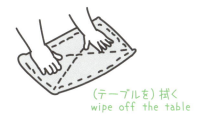

(テーブルを) 拭く
wipe off the table

洗濯 Do the laundry

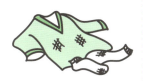

洗濯する
wash the clothes

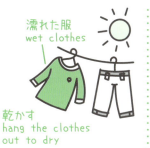

濡れた服
wet clothes

乾かす
hang the clothes out to dry

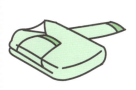

たたむ
fold the clothes

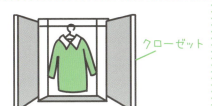

クローゼット

かける hang the clothes in the closet

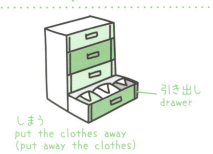

引き出し
drawer

しまう
put the clothes away
(put away the clothes)

福祉用品 assistive devices

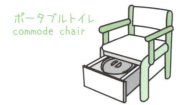
ポータブルトイレ
commode chair

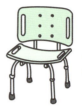
シャワーチェア
shower chair

歩行器
walker

歩行車
rollator

シルバーカー
rollator with cart

電動ベッド
electric bed
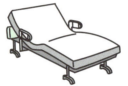

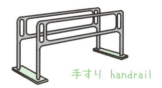
手すり handrail

CONTENTS

あ

アシスト	111
悪化する	23
あるときとないときがある	11
安全のために	112
いいですね	79
痛い	5
痛む	61
一日中	103
今すぐに	73
今のところ	68
後ろに倒す	61
後ろ向きに歩く	91
うずくような痛み	17
右側	73, 80
エクササイズ	56
炎症	103
応急処置	103
覆う	80
おそらく	29
重だるい痛み	17
親指	85

か

介助	111
踵	85
角度	35, 55
家事	135
片足で立つ	85
硬い	50
課題	135
感覚	79
気づく	24, 80
けがをする	23
肩甲骨	111
検査	79
後屈	61
この辺り	67
こぼす	117
これ以上	49
怖い	91
こんな感じで	36
困難	135

さ

最初の	103
…させてください	55, 129
左側	73
左側	80
左側屈	61
事業所	135
実際には	79
…して安心する	91
…してくれますか？	11, 30
…してほしい	85
…してもよいですか？	43
しびれ	17
腫脹	103
徐々に	23
心配しないでください	55
推奨する	103
少しだけ	30
ずらす	111

鋭い痛み	17	何回	98
...するとどうなりますか？	67	...に聞こえる	5, 49
座る	29	...に興味がある	123
前屈	61	握る	124
選択肢	129	...に近い	117
...そうだ	6, 49	...に基づいて	86
		...によると	117
		念のため	44
		...のせい	50

た

第一に	97	伸ばす	35, 97
大体...です	17	...の前に	23
倒れる	86	...のように	111, 129
立つ	29		
だと聞きました	43		
多分	29		

は

試す	123	吐き気	43
保つ	30, 85	端	29
力を抜く	55	はじめに（はじめの）	97, 103
チクチクする	17	腫れ	103
長距離	123	膝	97
調子はいかがですか？	43	左回旋	68
程度はどのくらいですか？	136	左に曲げる	61
できるだけ	61	ひどい	6
できるだけ速く	91	評価	117
どうされましたか？	5	広がる	11
どうぞ	5	不安定な	85
ときどき	136	不快な	112
特に	123	補高便座	130
閉じる	79		
どちらか	123		

ま

突然に	23	前に倒す	56
どのくらい強いですか？	73	まさにその通り	11
どんな痛みですか？	17	真似する	36
		回す	62
		右回旋	62
		めまい	43

な

なるほど	36	

目的	104
持つ	117
問題	24

や

やりすぎる	98
指さす	11
よくできていますよ	73
よくわかりません	24
…（を下にして）横になる	29
四つ這い	35
…より以前に	23

ら，わ

理学療法士	5
リラックスする	55
練習する	111
わかる	80
わずかに	30
…を教えてください	49
…をしたことはありますか？	129

A

According to…	117
Aching	17
Actually	79
All day long	103
Around here	67
As far as possible	61
As fast as possible	91
Assess	117
Assessment	79, 117
Assistance	111
At the moment	68

B

Based on…	86
Be interested in…	123
Because of…	50
Bend backwards	61
Bend forward	56
Bend to the left	61
Big toe	85

C

Challenging	135
Close	79
Close to…	117
Come and go	11
Copy	36
Could you…?	11, 30
Cover	80

D

Degree	35, 55
Dizziness	43
Do you mind if…?	43
Don't worry.	55
Drop	117
Dull pain	17

E

Edge	29
Either A or B	123
Exactly	11
Exercises	56
Extend	11, 35, 97

F

Fall down	86
First	97

First-aid	103
For your safety	112
Further	49

G

Get down on your hands and knees	35
Get Injured	23
Get worse	23
Go ahead.	5
Gradually	23

H

Have you ever...	129
Health agency	135
Heel	85
Hold	30, 117
Household task	135
How are you feeling?	43
How can I help you?	5
How many times	98
How often...?	136
How strong...?	73
How would you describe your pain?	17
Hurt	61

I

I heard that...	43
I see.	36
I would like you to...	85
I'm not sure.	24
Inflammation	103
Initial	103
It seems...	129
It sounds...	49
It's about...	17

J / K

Just to be safe	44
Keep	85
Knee	97

L

Left side	73, 80
Let me know...	49
Let me...	55, 129
Lie down on...	29
(Just) like this	36
Like...	111
Long distance	123

N

Nausea	43
Notice	24

O

Occasionally	136
On a scale from 0 to 10	17
Option	129
Overdo	98

P

Particular	123
Physical therapist	5
Physiotherapist	5
Pins and needles	17
Point to (out)	11
Practice	111
Prior to...	23
Probably	29
Problem	24
Purpose	104

R

Realize	80
Recommend	103
Relax	55
Relieved to ...	91
RICE	103
Right away	73
Right side	73, 80
Rotate	62

S

Scary	91
Sharp pain	17
Shoulder blade	111
Shuffle	111
Sit down	29
Slightly	30
Sore	5
Squeeze	124
Stand on one foot	85
Stand up	29
Suddenly	23
Swelling	103

T

Terrible	6
That sounds...	5
That's good.	79
Throbbing pain	17
Tightness	50
Tingling	17
Toilet seat riser	130
Try	123

U

Uncomfortable	112
Unstable	85

W / Y

Walk backward	91
What happens if...?	67
You're doing fine.	73

その他

0 から 10 で表す	17

PT・OTが書いた
リハビリテーション英会話

2018年3月1日　第1版第1刷発行
2025年2月10日　　　　第9刷発行

- ■著　者　三木貴弘　みき たかひろ
　　　　　　今本大地　いまもと だいち
　　　　　　岡谷内美乃里　おかやうち みのり

- ■英文監修　Jeffrey Huffman

- ■発行者　吉田富生

- ■発行所　株式会社メジカルビュー社
　　　　　〒162-0845　東京都新宿区市谷本村町2-30
　　　　　電話　03 (5228) 2050 (代表)
　　　　　ホームページ https://www.medicalview.co.jp/

　　　　　営業部　FAX 03 (5228) 2059
　　　　　　　　　E-mail　eigyo@medicalview.co.jp

　　　　　編集部　FAX 03 (5228) 2062
　　　　　　　　　E-mail　ed@medicalview.co.jp

- ■印刷所　三報社印刷株式会社

ISBN978-4-7583-0965-3 C3047

©MEDICAL VIEW, 2018.　Printed in Japan

・本書に掲載された著作物の複写・複製・転載・翻訳・データベースへの取り込みおよび送信（送信可能化権を含む）・上映・譲渡に関する許諾権は，（株）メジカルビュー社が保有しています．

　JCOPY　〈出版者著作権管理機構　委託出版物〉
　本書の無断複製は著作権法上での例外を除き禁じられています．複製される場合は，そのつど事前に，出版者著作権管理機構（電話 03-5244-5088，FAX 03-5244-5089，e-mail：info@jcopy.or.jp）の許諾を得てください．

・本書をコピー，スキャン，デジタルデータ化するなどの複製を無許諾で行う行為は，著作権法上での限られた例外（「私的使用のための複製」など）を除き禁じられています．大学，病院，企業などにおいて，研究活動，診察を含み業務上使用する目的で上記の行為を行うことは私的使用には該当せず違法です．また私的使用のためであっても，代行業者等の第三者に依頼して上記の行為を行うことは違法となります．